# 五味斋特色针法

## 视频版

张智龙 编著

赵淑华 王 栩 卢 轩 协编

北京科学技术出版社

**图书在版编目（CIP）数据**

五味斋特色针法：视频版 / 张智龙编著 . -- 北京：
北京科学技术出版社 , 2024. 7. -- ISBN 978-7-5714
-3989-7

Ⅰ . R245

中国国家版本馆 CIP 数据核字第 2024N6K701 号

**策划编辑：**刘　立
**责任编辑：**刘　立
**责任印制：**李　茗
**封面设计：**源画设计
**出 版 人：**曾庆宇
**出版发行：**北京科学技术出版社
**社　　址：**北京西直门南大街 16 号
**邮政编码：**100035
**电　　话：**0086-10-66135495（总编室）
　　　　　 0086-10-66113227（发行部）
**网　　址：**www.bkydw.cn
**印　　刷：**北京盛通印刷股份有限公司
**开　　本：**710 mm × 1 000 mm　1/16
**字　　数：**173 千字
**印　　张：**11.25
**版　　次：**2024 年 7 月第 1 版
**印　　次：**2024 年 7 月第 1 次印刷
ISBN 978-7-5714-3989-7

**定　　价：**59.00 元

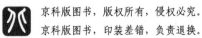

# 前 言

五味斋特色针法是余在博览诸籍、研习历代医家针刺手法操作的基础上，结合师承和自己的临床经验，创立的针法，包括意气进针法、意气行针法、意气热补法、意气凉泻法、深刺纳阳针法、动静针法、调理脾胃针法、养血柔肝针法等。此特色针法本着术随法出、法由理立的原则，力求将针刺手法简化明了，便于操作，提高手法的可重复性，突出大道至简。

针刺手法是针灸临床治疗中的重要施治手段，是影响临床疗效高低的关键，在针灸医学中占有极其重要的地位。术者持针施治，必须熟谙针刺手法。苟不识针法，犹士兵不谙枪法，焉能擒贼退敌？故针家必须熟知针法，方能疗百病而克顽疾，提高针刺疗效。

针刺手法始于岐黄，《黄帝内经》以降，代有传人，尤以宋、金、元、明为鼎盛。历代医家对针刺手法都非常重视，积累了丰富的经验，然名目众多，流派纷呈，繁简各异，且散见于各家著作中，缺乏体系，使后学者莫衷一是，无所适从，不便于术者掌握和运用。随着中医学的兴盛，研究针刺手法者日渐增多，但良莠不齐，甚则有故弄玄虚者，使后学者视针法为畏途。然大道至简，针法是在辨证取穴基础上所施的特殊手法，目的是提高疗效。若施针者不得要领，或知难而退，或妄言刺激，则使针效不彰，病者徒生痛苦。针刺手法的宗旨应是简单有效，便于操作，众人若一，重复性强。例如，传统的烧山火手法操作复杂，可重复性差，影响了其推广应用。余所推之意气热补法则遵循《黄帝内经》"徐而疾则实"之说，待针刺得气后慢慢转推进针，然后疾速轻退提针，三次后将针推至地部，保持针体挺直不动，静引气至，气聚阳胜则热，操作简单，术者若一。因此，欲使针刺手法发扬光大，必须简化操作，利于重复，方能广而用之。有鉴于此，余创立了五味斋特色针法。为使此针法得到更好的传承，编著成《五味斋特色针法：视频版》一书。全书以针刺的进、行、留、出四个操作环节及五味斋特色针法为纲，以具体的针刺手法操作为目，详细论述针刺操作技巧与要点、特色针法的立论依据与针方思路，并辅以有效的临床案例，明晰辨治思路。尤其值得一提的是，各针刺手法均录制了清晰的教学视频，读者扫描二维码即可观看。望读者阅此书后，能知如何简化针刺手法操作，知晓针刺手法的作用，了解五味斋特色针法的运用，学到简便易行而效果明显的临床针刺手法。总之，使针法简捷实用、针刺疗效明显，是吾之所求；使针刺四个环节之针法术尽其用，是吾之所愿。

张智龙于津沽五味斋

2024 年 5 月

# 目 录

第一章　针刺手法 ·································································001

　第一节　凡刺之真，必先治神 ···········································001

　第二节　针刺方向是关键 ···············································003

　　一、针刺方向的临床意义 ·············································003

　　二、针刺方向的作用 ···················································004

　　三、针刺方向的分类 ···················································005

　　四、针刺方向的临床应用 ·············································008

　第三节　重视针刺作用力 ···············································010

　　一、正确掌握针刺作用力可使进针无痛 ··························010

　　二、正确掌握针刺作用力可调整得气强度，促进感传 ·········011

　　三、正确掌握针刺作用力可提高针刺补泻效果 ···············011

　第四节　注重影响针刺得气的因素 ····································012

　　一、得气的反应 ·························································012

　　二、不得气的反应 ······················································014

　　三、病程的长短、病位的深浅决定针刺的深浅与得气的效应 ·····014

　　四、患者的体质、病情决定针刺的手法与得气的效应 ·········014

　　五、术者治神优劣决定针刺手法的得气效应 ···················015

　　六、患者治神优劣决定得气与否及针刺方法 ···················015

第二章　进针法 ·································································016

　第一节　押手的重要作用 ···············································017

　　一、进针阶段 ·························································017

二、行针阶段 ……………………………………… 018

　　三、留针阶段 ……………………………………… 019

　　四、出针阶段 ……………………………………… 019

　第二节　进针时辅助手法 ………………………… 020

　　一、循法 …………………………………………… 020

　　二、揣法 …………………………………………… 021

　　三、切法 …………………………………………… 023

　第三节　意气进针法 ……………………………… 024

# 第三章　行针法 ……………………………… 026

　第一节　行针时辅助手法 ………………………… 027

　　一、摄法 …………………………………………… 027

　　二、按法 …………………………………………… 028

　　三、努法 …………………………………………… 030

　　四、摇法 …………………………………………… 031

　　五、摆法 …………………………………………… 032

　　六、颤法 …………………………………………… 033

　　七、盘法 …………………………………………… 034

　　八、飞法 …………………………………………… 035

　　九、动法 …………………………………………… 036

　　十、搓法 …………………………………………… 036

　　十一、捣法 ………………………………………… 038

　　十二、抽添法 ……………………………………… 038

　第二节　寻气法 …………………………………… 040

　第三节　候气法 …………………………………… 041

　第四节　催气法 …………………………………… 042

　第五节　辨气法 …………………………………… 043

　第六节　守气法 …………………………………… 045

　第七节　提插法 …………………………………… 046

第八节　捻转法 …………………………………………………… 047

第九节　调气法 …………………………………………………… 049

第十节　意气行针法 ……………………………………………… 051

第十一节　飞经走气四法 ………………………………………… 055

　　一、青龙摆尾法 ……………………………………………… 056

　　二、白虎摇头法 ……………………………………………… 059

　　三、苍龟探穴法 ……………………………………………… 062

　　四、赤凤迎源法 ……………………………………………… 064

第十二节　导气法 ………………………………………………… 067

　　一、龙虎升腾法 ……………………………………………… 068

　　二、龙虎交战法 ……………………………………………… 071

　　三、子午捣白法 ……………………………………………… 073

第十三节　透穴法 ………………………………………………… 076

第十四节　雀啄术 ………………………………………………… 080

第四章　补泻针法 ………………………………………………… 085

第一节　意气热补法 ……………………………………………… 086

第二节　意气凉泻法 ……………………………………………… 089

第三节　迎随补泻法 ……………………………………………… 092

第四节　提插补泻法 ……………………………………………… 093

第五节　捻转补泻法 ……………………………………………… 095

第六节　涂疾补泻法 ……………………………………………… 097

第七节　呼吸补泻法 ……………………………………………… 099

第八节　开阖补泻法 ……………………………………………… 101

第九节　九六补泻法 ……………………………………………… 102

第十节　营卫补泻法 ……………………………………………… 106

第十一节　平补平泻法 …………………………………………… 108

第十二节　大补大泻法 …………………………………………… 110

## 第五章　留针法 ·················· 114

### 第一节　影响针刺留针时间的因素 ·················· 114

### 第二节　留针时辅助手法 ·················· 117

一、弹法 ·················· 117

二、刮法 ·················· 118

三、敲法 ·················· 119

### 第三节　留针法 ·················· 120

## 第六章　出针法 ·················· 123

### 第一节　出针时辅助手法 ·················· 124

### 第二节　出针法 ·················· 125

## 第七章　五味斋特色针法 ·················· 127

### 第一节　调理脾胃针法 ·················· 127

### 第二节　调神益智针法 ·················· 135

### 第三节　项腹针法 ·················· 140

### 第四节　动静针法 ·················· 144

### 第五节　深刺纳阳针法 ·················· 152

### 第六节　养血柔肝针法 ·················· 156

### 第七节　调神止痛针法 ·················· 164

# 第一章
## 针刺手法

### 第一节　凡刺之真，必先治神

《素问·宝命全形论》记载"凡刺之真，必先治神"，强调了治神在针刺治疗中的重要性。这里的治神有两方面的含义：一是在针刺过程中术者要聚精会神，细心体察针下经气的虚实、强弱变化；二是应同时密切观察患者的表情和反应，包括气血的盛衰、邪正的虚实。也就是说，在针刺治疗中必须同时注重术者与患者之神，以随时调整针刺手法。另外，治疗前还需注重观察患者的舌脉以及所欲针刺的部位。中医治病强调辨证论治，针刺作为外治法亦不例外。针刺前首当辨舌脉，以明确患者证候再辨证施针；还要观察针刺部位是否有瘢痕，以防止针刺时弯针，不利于进针；观察血管分布，避开之，以防止刺破血管而引起出血或血肿；观察汗孔的位置，避开之，以防止针刺致痛。在针刺治疗前，要注意观察患者的精神状态和体质的强弱，以决定是否实施针刺。

历代医家都非常重视神在针刺治疗中的作用，对此也多有诠释。近现代针灸大家更是注重治神的临床应用，如承淡安先生认为善于治神是提高针刺疗效的关键因素之一，他强调医生进针前要给患者进行精神疏导，医生本人进针时要沉着冷静，而行针时医患双方要进行精神交流。石学敏院士亦强调针以守神为首务，提出神之所在、所主、所病、所治，从神的生理、病理、治疗上剖析了神的内涵，形成了其治神的学术体系。靳瑞教授认为针刺疗法的内在关键是治神；强调针刺前要定神、察神、安神、聚神；针刺中要持针入神，持针治神；行针要心手相应，神御气和；并强调留针实神和针后养神。

在历代医家治神思想的启迪下，三十多年前笔者结合临床经验总结出了意气针法。意气针法是一种将术者意念与针刺手法相结合而形成的简、便、验的针刺方法，包括意气进针法、意气行针法、意气热补法、意气凉泻法。这种针法要求术者在针刺过程中，聚精会神，意守针尖，以意行针，以意领气，以攻邪祛病。该法验之于临床，每获奇效。

针刺、药物作为治疗疾病的手段和方法能否产生治疗效果，关键取决于患病机体神的功能状态。"是故用针者，察观患者之态，以知精神魂魄之存亡、得失之意。五者已伤，针不可以治之也"，所以说疗效的有无，以神气的有无为前提。若神气丧失，则不能遣使针刺药物达到病所以发挥治疗作用，则病不能治，即所谓"得神者昌，失神者亡"。另外，疗效的高低，以神气的盛衰为基础。神气旺盛，则五脏精气充盛，正能胜邪，预后良好；神气虚弱，则五脏精气衰败，正不胜邪，预后不良。正如张景岳所记载："凡治病之道，攻邪在乎针药，行药在乎神气。故施治于外，则神应于中，使之升则升，使之降则降，是其神之可使也。若以药剂治其内而藏气不应，针艾治其外而经气不应，此神气已去，而无可使矣。"因此，临证治病需时刻关注患者神气的盛衰，以治神为首务。笔者认为，针刺过程中的经气活动，实际上是神气活动的一种体现，得气的速迟或有无取决于神气活动的强弱，所以提出"得气即是神应"，这是人体神气活动盛衰反映于经穴的一种表现。神气蕴于全身，游行于经络之中，引领经脉之气，出入于腧穴体表。腧穴是用针施术的部位，是经络神气游行出入之处，而针刺的关键就在于激发经络腧穴的神气活动，使神至针下而产生针感，神气相随，气至病所，从而获得最佳疗效。得气为神应，神应而有效（气至而有效）；气速为神旺，神旺而效速；气迟为神弱，神弱而效迟。如临床应用醒脑开窍针法治疗中风病时，除选穴重在醒神、调神外，针刺操作要求雀啄水沟应以眼球湿润为度，针刺极泉、委中、三阴交应以受术肢体抽动三次为度。此虽为针刺手法量学的指标，但也反映了针刺施术务求神应，以神应与否或程度来判断施术的成败。结果显示，醒脑开窍针法中虽然疏通肢体经络的腧穴不多，但该法对提升肢体肌力成效显著。反之，虽然针取疏通肢体经络的腧穴较多，但未达到应有的神应，对肢体肌力的改善并不明显。

神是人体整个生命活动的最高主宰，代表了人体的生命活动力。神存则机生，神去则机息。神伤不仅可发生神志之疾，更能使脏腑气血、四肢百骸功能失常，而变生诸病，所谓"主不明，则十二官危"，如笔者在治疗中风合并痴呆时，主张先醒神益智以疗痴呆。若神不明，肢焉能用！根据本病以精血亏虚脑髓失养为本、痰浊血瘀蒙蔽清窍为标的病机特点，笔者创立了调神益智针法，或滋阴调神以益智，或温阳调神以益智，或豁痰醒神以益智，用于临床，收效满意。又如对临床常见的疼痛，倡调神导气以止痛。笔者认为痛虽因瘀而生，但不离乎心所主。《黄帝内经》记载："诸痛痒疮，皆属于心""所以任物者谓之心""痛则神归之"。也就是说，疼痛是神的生理病理表现，疼痛虽因气血运行涩滞、脉络闭阻不通而致，但气血的运行赖乎心神的调节。若神机失用，神不导气，气滞则血瘀，痛证作矣。因此，治疗当先调其神，令气易行，以意通经，使气机条达，血脉调和，通则不痛。临床常以水沟、内关作为治疗各种痛证的基本方，重在调神，以神导气，疏理气机，使气行痛止，并根据疼痛部位，辅以循经取穴和局部取穴。以调神为主为先，以通经为辅为用，共奏调神导气、住痛移疼之效，用于治疗各种痛证。

此外，以神辨针下气、留针中的实神、出针时的用神，以及针后的养神等，都是值得我们留心存意、总结发微之处，苟能细心领悟，融会贯通，则何疾不愈，针法何愁不彰！

## 第二节　针刺方向是关键

针刺方向是指针刺时针尖所朝的方向，是针刺过程中的重要环节之一。历代医家对针刺方向非常重视，创立了许多以变化针刺方向为主的针刺手法，如迎随补泻、苍龟探穴、透穴针法等，为后世研究和运用针刺方向奠定了基础。

### 一、针刺方向的临床意义

#### 1. 正确掌握针刺方向是获得针感、加强感应的前提

临床中针刺同一腧穴，如果针刺方向不同，则获得针感的快慢和针刺

感应的强弱亦不同。如针刺环跳穴后许久未出现针感，此时若改变针尖的方向往往就会出现针感，这说明前者针刺方向可能有偏误，未刺中腧穴，故未得气。这提示我们针刺方向正确是获得针感的基础。反之，针刺得气了，但感应未达到预期目的的，也可改变针刺方向，以加强感应。如欲使气至病所，就要将针尖朝向病所；如欲泻某经经气，可将针尖迎着该经走向而刺。所有这些都说明临床针刺时，既要取穴准确，又要掌握好针刺方向，这样才能尽快地获得针感和达到预期的感应。

2. 正确掌握针刺方向是提高针刺疗效的关键

临床施治时，针刺方向准确则易于得气，且有助于气至病所，而得气和气至病所与否以及气至的速迟，又直接关系着针刺的治疗效果，故历代医家都非常强调气至的速度和部位。如《金针赋》记载"气速效速，气迟效迟"，《针灸大成》亦记载"有病远道者，必先使气直到病所"，等等。临床验证也是如此。只要掌握好针刺方向，就易于得气和使气至病所，从而达到提高针刺疗效的目的。

3. 正确掌握针刺方向是防止意外事故发生的保证

人体内分布着许多重要的组织器官，若针刺方向选择不当，就会刺伤脏器，造成损伤，甚至导致生命危险。因此，临床针刺时，必须注意掌握和选择适宜的针刺方向，避开重要器官，以免伤及脏器而发生不良后果。

## 二、针刺方向的作用

### 1. 寻气的作用

寻气是指当针入穴后，未出现感应时，以改变针刺方向去探寻经气，使之出现感应的一种有效方法。由于针刺施治时，只有使患者产生一定的感应（得气），才能达到理想的治疗效果，所以，针刺务以得气为度。若由于某些原因经气未至时，要将针退至皮下，改换针尖的方向，以寻找经气的感应，同时还可选用适当的催气手法，以令其得气，达到气至而有效的目的。这种以改变针刺的方向来诱导气至的方法，就是针刺方向寻气的作用，在临床上有极高的使用价值。

### 2. 行气的作用

此行气是指进针后，在得气的基础上，借用针向来控制经气的走向，使针刺的感应向一定的部位传导或扩散，而达气至病所的目的。《针灸大成》所载"转针（转针尖）向上气自上，转针向下气自下"即指此而言。就是说，欲要经气和感应向上行，针尖方向必向上；欲要经气和感应向下行，针尖方向必向下。临床在具体应用此行气法时，常常辅以按压法，即《金针赋》所记载"按之在前，使气在后；按之在后，使气在前"之法。这种以针刺方向来控制针刺感应通传的方法，在临床上具有广泛的应用价值。

### 3. 补泻的作用

补泻既是针对虚、实而提出的治疗原则，又是指一些具体的治疗方法。临床常用的迎随补泻法就是以针刺方向与经脉循行走向的顺逆来区分补和泻的。这种方法以营气循行的太过、不及为条件，认为顺经而刺可以推动气血的运行而起补的作用，逆经而刺可以阻遏气血的运行而起泻的作用。此法不仅仅反映了针向与经脉的关系，也体现了针向在针刺治疗中的重要作用。

## 三、针刺方向的分类

历代医家多将针刺方向与针刺角度相提并论，根据针身与所刺穴位皮肤表面所成的角度分为：直刺、平刺、斜刺。这种分类方法虽然可以表明针与穴之间的关系，但难以体现针与经的关系。由于经脉和腧穴是密切相关、不可分割的，故针刺腧穴离不开腧穴所在的经脉。《黄帝内经》所谓"宁失其穴，勿失其经"之说，指出了经脉在治疗中的重要性。因此，确定针刺方向既要注意到针与穴的关系，又要考虑到针与经的关系。故笔者在继承传统的分类方法基础上，根据针、穴、经三者的关系，提出了三种新的针刺方向分类，即顺经刺、垂经刺、多向刺。

### 1. 顺经刺

所谓顺经刺是指针与所刺穴位所属经脉相平行一致的针刺方法，分为顺经平刺、顺经斜刺两种，包括迎、随两个方向。其目的在于保证针刺安全，提高针刺疗效，促进经气运行。顺经刺适用于重要脏器附近的腧穴，以及随而济之、迎而夺之和欲使气至病所的针刺之法。如肩井穴，不宜直刺，以免损伤肺脏；再如迎随补泻针法的顺经随而刺之为补，顺经逆而刺之为泻；以及为使气至病所，顺经将针尖朝向病所的方向等。具体方法是选定欲刺腧穴后，明确腧穴所在经脉之走行，将针迎着或随着经脉的走行方向平刺或斜刺入穴内，寻找经气的感应。操作时以腧穴所在部位的肌肉丰厚程度决定平刺或斜刺。如印堂穴，该处皮肤浅薄，宜采用平刺；合谷穴，该处肌肉丰厚，宜采用斜刺。又以病证虚实及所要产生的传导方向决定针刺方向：实证宜采用迎着经脉走向进针，虚证宜采用随着经脉走向进针；针尖向上可使经气上行，针尖向下可使经气下行。如图1-1，合谷穴顺经斜刺。

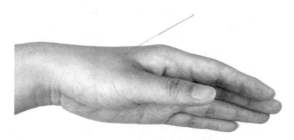

图1-1　合谷穴顺经斜刺

2. 垂经刺

所谓垂经刺是指针体与所刺穴位之所属经脉相垂直的针刺方法，分为垂经直刺、垂经斜刺、垂经平刺三种。其直接作用于经脉，不虑及经脉走向，重在发挥腧穴的补泻作用。垂经直刺适用于大多数穴位，垂经斜刺、垂经平刺适用于重要脏器附近的腧穴，或被瘢痕所覆盖以及血管肌腱较多的腧穴。具体方法是：选定穴位后，明确腧穴所属经脉之走行，将针垂直于经脉或平刺或斜刺或直刺入穴内，寻找经气的感应。操作时以腧穴所在部位的肌肉丰厚程度决定采用直刺、斜刺或平刺，如督脉诸穴可直刺，而华佗夹脊穴宜斜刺，以免损伤肺腑。如图1-2，督脉与华佗夹脊穴垂经刺。

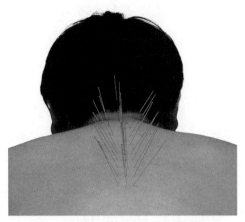

图1-2 督脉与华佗夹脊穴垂经刺

### 3. 多向刺

所谓多向刺是指针体与所刺穴位所属经脉既非垂直又非平行，而是根据病情需要朝其余方向针刺的方法，分为多向平刺、多向斜刺两种。其目的在于促进经气的疏通作用，提高针刺效应。本法适用于顽麻之疾，以增强通经活络作用，提高疗效。具体方法是选定腧穴后，根据穴位所在的部位及治疗的需要将针朝既非垂直经脉又非平行经脉的其余某个方向或多个方向平刺或斜刺，以寻找针感，达到治疗的目的。操作时应根据患者病证部位以决定针刺方向，并根据腧穴所在处的肌肉丰厚程度决定平刺还是斜刺。如治面瘫可在阳白穴处采用阳白四透法，以沟通面部阳经经气，又因阳白穴处肌肉浅薄，故应采用多向平刺法。如图 1-3，多向刺。

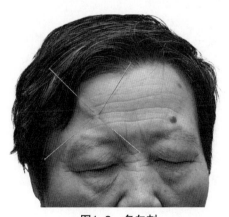

图1-3 多向刺

上述有关针刺方向的分类法，是以经脉为参照物而确定的，它既包含了传统的以针身与皮肤所成角度而规定的平刺、斜刺、直刺三种针刺方法，又补充了其不足，体现了针与穴、针与经的关系。另外，需要说明的是，十四经系统以外的经外奇穴，虽然分布分散、无经脉所属，但有的在十四经循行线上，有的虽不在十四经循行线上，却与经络系统有着密切联系。因此，临床应全面分析，灵活运用，将穴位所在部位与周围经脉的关系及治疗目的等诸种因素有机地结合起来，综合确定和选择适宜的针刺方向。例如针刺阑尾穴应顺经斜刺或顺经平刺，因阑尾穴居于胃经之循行线上，针之如欲达气至病所之效，就应迎着胃经走行方向斜刺（如图1-4）。只有这样，才能充分发挥奇穴对某些病证的特殊疗效，保证针刺操作的顺利完成。

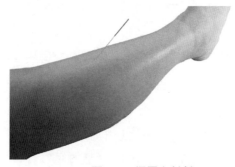

图1-4　阑尾穴斜刺

## 四、针刺方向的临床应用

针刺方向被广泛应用于针刺过程中。笔者在临床针刺时注意针刺方向的选择和运用，获得了许多满意的效果，现仅举数例以说明之。

### 病案1：顺经斜刺阳陵泉治疗肩周炎

马某，女，45岁，诉肩关节疼痛1周余。患者1周前因睡眠中受凉而引起右肩部疼痛，未引起注意，后症状逐渐加重，活动受限，外展及抬举、后伸困难，自敷膏药无效而来诊。查：右肩关节周围压痛，外展抬举80°~90°，后伸30°，舌淡苔白，脉弦。中医诊断：肩凝证（寒邪凝滞证）。

西医诊断：肩关节周围炎。

**辨治思路**：患者肩部猝然受寒而致疼痛，寒为阴邪，其性凝滞，气血为寒邪所遏，经脉不通，故疼痛。综观症、舌、脉，证属寒邪凝滞，法当通络止痛、舒筋活血。逆经斜刺阳陵泉，针尖迎着经脉走向施以捻转提插泻法。针后痛减，活动范围加大，留针 30 分钟，共连续针治 10 次而愈，随访未再复发。

**精彩点评**：《素问·痹论》曰："风、寒、湿三气杂至，合而为痹也。其风气胜者为行痹，寒气胜者为痛痹，湿气胜者为着痹也。"此患者睡中受寒，风寒之邪痹阻经络，气血运行不畅，不通则痛。《灵枢·终始》言："病在上者，下取之。"阳陵泉为足少阳胆经之合穴、筋之所会，具有调和少阳、疏肝解郁、舒筋活络之功，为治疗筋病之要穴。此病属于筋痹实证，取患侧阳陵泉逆经斜刺，迎而夺之，以泻其实，使针感向肩关节方向传导，气至病所，以达到舒筋活络之效。

## 病案 2：垂经直刺内庭治疗胃火牙痛

李某，男，40 岁，诉上牙痛 4 天。患者平素喜食辛辣，4 天前因食辣椒后引起上牙痛，疼痛逐渐加重，痛如刀割，伴有口干、便秘，自服消炎止痛药，未见明显疗效。查：上齿龈红肿，舌红，苔黄、厚腻，脉弦数。中医诊断：牙痛（胃火炽盛证）。西医诊断：牙周炎。

**辨治思路**：《灵枢·经脉》曰："胃足阳明之脉，起于鼻……入上齿中。"胃火炽盛可循经上炎，故牙龈红肿疼痛。综观症、舌、脉，证属胃火炽盛，法当清胃泻火、消肿止痛。垂经直刺内庭，施以凉泻法。针后患者即觉牙龈辛凉痛止，连续针治 3 次而愈。

**精彩点评**：内庭为足阳明胃经之荥水穴，阳经荥水穴皆能清泻本经火热之邪，水可克火也。取内庭垂经直刺，施以凉泻法，能泄阳明经气，清胃泻热，而达消肿止痛之效。

## 病案 3：多向平刺阳白治疗口眼㖞斜

徐某，女，48 岁，诉右侧口眼㖞斜 2 天。患者 2 天前浴后汗出当风，遂引起右侧口眼㖞斜。查右侧皱额、露齿、鼓气动作消失，右目闭合不全，

Bell 氏征、船帆征均为阳性，舌淡红，苔薄白，脉紧。中医诊断：吊线风（风邪袭经证）。西医诊断：周围性面神经麻痹。

**辨治思路**：患者汗出当风而致口眼㖞斜，乃因汗出后腠理疏松，风寒乘虚而入，闭阻经气，筋脉失养所致。综观症、舌、脉，证属风邪袭经、气血失和，法当祛风通络、调和气血。多向平刺阳白，顺经平刺地仓透颊车，并配合垂经直刺风池、四白、下关及左侧合谷、支沟，施以平补平泻法。针治3次后额纹渐现，口眼㖞斜减轻，连续针治14次诸症尽除，Bell征、船帆征均转为阴性而告病愈。

**精彩点评**：阳白位居足少阳胆经，为足少阳、足阳明之会穴，有祛风通络之功，为治疗口眼㖞斜之常用穴。口眼㖞斜系由风寒侵袭面部经络，致阳明、少阳经气不畅，气血失和，筋脉失养，肌肉纵缓不收而致。取阳白采用多向平刺法，促进经气的疏通作用。操作时使额区产生胀麻向眼眶及头顶部扩散的感应，则局部气血得以调和，经气得以通畅，筋脉得养则病除矣。

## 第三节　重视针刺作用力

针刺的作用力是指在针刺过程中刺手通过针刺针对腧穴所施加的力量，是针刺刺激量的重要影响因素之一，主要涉及针刺操作进针阶段和进针后的行针阶段，其变化影响着针刺的疗效。历代医家对针刺的作用力的掌控非常重视，石学敏院士更是将针刺作用力的方向、大小、施术时间及两次针刺间隔时间作为针刺手法量学的四大要素，可见其重要性。

### 一、正确掌握针刺作用力可使进针无痛

进针的要求是无痛，要做到这一点离不开刺手和押手的协调配合。《标幽赋》记载："左手重而多按，欲令气散。右手轻而徐入，不痛之因。"其中"重"和"轻"就体现了双手施加作用力的不同。医生在针刺前需用押手重压欲刺腧穴的皮肤，待皮肤松缓后，刺手将针尖轻巧迅速地刺透表皮而减轻患者痛苦。在此过程中必须要掌控作用力的二度变化，即押手一压一松，

配合刺手着力地旋转，一捻一插搓而进之，形成作用力与反作用力。下针时要轻轻地用力徐徐下插，如此方可顺利地做到进针无痛。

## 二、正确掌握针刺作用力可调整得气强度，促进感传

得气是针刺起效的基础，正所谓"刺之要，气至而有效"。循经感传是提高针刺疗效的关键。《针灸大成》记载："有病道远者，必先使气直到病所。"所以得气感强弱、持续时间以及针感的传导直接影响到针刺的疗效，通过适当的催气、调气、行气等手法可以加强针感，促进感传，而针尖对于腧穴的作用力起到了关键作用。那么如何在行针过程中正确掌控针刺的作用力呢？必须做到"辨针下气"和"下针主缓"，通过意守针尖，感知针下经气盛衰来调整针刺的作用强度，而在调整操作的过程中又需要缓慢进行，以便于细细体会针下经气变化。故在使用调气、行气等手法时，大多为小幅度、均匀地提插或捻转，以便于以意领气，使经气传导。

## 三、正确掌握针刺作用力可提高针刺补泻效果

《素问·调经论》记载："凡用针者，虚则实之，满则泄之，宛陈则除之，邪胜则虚之。"说明采用适当的针刺补泻手法可以调整机体的虚实状态。历代医家对于补泻手法论述颇多，或分天、地、人三部进针，或用九六之数行针，操作繁琐，不易施行。其实针刺补泻手法的核心即在针刺的作用力中。补法的目的即将针下之气输送至体内，故针刺的作用力以向体内为主；而泻法的目的即将体内邪气输送至体外，故针刺的作用力以向体外为主。掌握此精髓即可删繁就简。故笔者依据《黄帝内经》中"徐而疾则实，疾而徐则虚"的补泻原则，对传统补泻方法加以改进，创立了意气热补法和意气凉泻法。在意守针尖的基础上，意气热补法操作时将针小幅度徐进疾退提插，意将经气缓慢输入体内，而后以拇指、食指朝向心方向微捻针。当拇指、食指朝向心方向捻转时会产生向下的作用力，此时紧捏针柄，意守针尖，意在使气聚于内而生热。意气凉泻法则反之。所以，控制好针刺的作用力可以提高针刺补泻的效果。

总之，针刺作用力是影响针刺疗效的主要因素之一，在进针、行针阶

段具有重要意义，值得进一步深入探索研究。尽管如此，临床操作时还应将针刺作用力与施术时间等因素有机结合，如此方能发挥最大的疗效。

## 第四节 注重影响针刺得气的因素

得气是指术者与患者均有调来经气之感，是神应的一种表现。而得气与否，以及得气的迟速，不仅关乎针刺的疗效，而且也可据此判断疾病的预后。得气为神应，神应而有效（气至而有效）。气速为神旺，神旺而效速；气迟为神弱，神弱而效迟。正如《标幽赋》所记载："气速至而速效，气迟至而不治。"得气是针刺的目的，是进一步进行针刺补泻的前提，同时也是针刺取效的关键。这种针刺感应包括两个方面：一方面是术者感到针尖似有所触，略停片刻（候气及催气）续增沉紧、吸着、抽动等感觉；另一方面是患者自身的酸、麻、胀、重、触电感的传导等一系列感觉。

### 一、得气的反应

（一）患者主观体验的感觉

1. 酸胀

往往两种感觉同时存在，多局限于患者所刺腧穴上下。

2. 麻

沿着所刺腧穴的经络路线范围上下传导，很少波及全身，有时随着酸胀感出现。

3. 重（沉压感）

多在留针时间内产生。

4. 轻快

多表现在患者主要不适症状消减后。

5. 疼痛

①局限痛：针刺入时，在肌肉层发生一过性阵痛；若在留针时出现疼痛，为患者体位移动时所致。②跳痛：针刺入后，针尖似触有一物而发生痉挛性跳痛；若在留针时似有一物牵制针身跳痛，可引起痉挛，如速将针

向上提起，疼痛即可消失。③传导痛：针刺入后，沿一定路线或范围发生抽筋似的疼痛，为一过性。④反射痛：针背俞穴时，突然发生内脏疼痛，除针刺过深引起的刺激后反射痛之外，其他情况最好停止针刺。⑤术后痛：多表现在瘫痪偏枯侧肢体，为后遗针感。

6. 内脏功能变化

呼吸平稳、心跳变缓、肠鸣、排气、下垂脏器回缩、血止、汗出、疼痛缓解等等。

7. 热

有时发生在局部，有时发生在周身。

8. 冷

有时发生在局部，有时发生在手、足掌心，似有冷风吹之感。

（二）术者客观观察的反应

徐徐刺入一定深度，遇有轻微抵抗之处，稍用力即能通过，为得气部。

针下感觉如鱼吞饵，续增沉满紧涩，为得气。

腧穴内外：①初入针时，患者皮肤紧张，进针困难，这时在周围循按或通过语言交流转移其注意力；②下针时，针下感觉虚滑轻浮，如刺豆腐，为不得气；③刺入一定深度，提插捻转困难，强动则疼痛，这是肌纤维缠针，邪气阻滞，可在腧穴周围循按，改变针刺方法。

注意：如遇以下针下感觉应速改变针刺方法。

下针时针尖突遇坚韧抵抗，患者往往同时出现疼痛，多为针尖刺入肌腱。

下针时针尖遇阻力不能再下针，是针尖刺及骨皮质。

下针时针尖突感如遇一物而剧痛，针尖可能接触动脉壁，或脏器外膜等。

针刺入腹腔，针尖如遇坚韧有弹力或蠕动感，多为针尖刺及肠壁。

针刺入过深，通过轻微抵抗（应候气），针尖虚进，突入空间，多为针尖刺透胸膜、腹膜，易造成事故。

得气与否和快慢主要取决于取穴的准确性和患者经气的盛衰。一般来说，一个气血充盈的患者，在经脉流注旺盛时，术者针尖在候气时，经气会迅速地达到沉满，患者同时感到酸麻重胀等，这样治疗的效果就明显。

若医生停针候气，经气迟迟不至或不显著，而患者也无任何感觉，治疗效果就差，这时应采取催动经气旺盛的手法来促使气至。

### 二、不得气的反应

《标幽赋》曰："察应至之气，轻滑慢而未来。""气未至也，如闲处幽堂之深邃。"医者针刺入后，若感觉针下空虚轻浮，表明经气未至。

遇到上面情况，可采取以下几种办法。①取穴不准确者：改变针尖方向。将针提至皮下，再换一个方向行针，或将针稍提再捻转，如此往复，便会得气。②针尖未触及得气部：改变下针速度。术者不明经气所在部位，不细察经气微妙的变化，针尖未触及或错过得气部，此时，当徐徐将针提上或插下以寻求得气部。③患者经气衰少：用针者，必先察其经络之实虚，切而循之，按而弹之等，视其应动者，乃后取之。应采用各种方法，候其经气来至。

针刺未出现得气现象时，要分析解决。因此，了解影响针刺得气的因素，有助于遣针医疾。

### 三、病程的长短、病位的深浅决定针刺的深浅与得气的效应

《素问·刺要论》中记载："病有浮沉，刺有浅深，……浅深不得，反为大贼，内动五脏，后生大病。"可见病位浅、病程短者，应浅刺得气；病位深、病程长者，应深刺得气。如笔者提出的针对面瘫的针法及留针规律，面瘫早期应"浅刺，不留针"。因面瘫早期，外邪袭中经络，邪在卫表，而卫表又为卫气之所司，卫气剽悍滑利而易脱，故针刺宜"针小而入浅""浅而疾发之"，引邪外出，慎勿深刺，以防引邪入里。而后期邪气稽留经络，络脉痹阻日久，故采用"深刺，宜留针"。采用浅刺横透法留针，并加强刺激量，以达祛邪通络之功。《灵枢·终始》记载："久病者，邪气入深，刺此病者，深内而久留之。"

### 四、患者的体质、病情决定针刺的手法与得气的效应

针刺得气与否与患者自身的病情及体质关系密切。神行则气行，神旺

则气旺。神气充足，是针刺得气、行气的基本条件。而失神之人，针感较差，难以取气，如中风之脱证，邪气过盛，脏腑功能紊乱，气血耗伤，元气败脱，元神猝脱，则针刺不易得气。此外，《针灸内篇》记载："知酸、麻、痛则病浅易治；针入不觉者，病深难疗。"也说明了病久、病重则针刺的得气感会较差，而随着病情的好转及体质的增强，得气感也会逐渐增强。体质壮盛者，气血充盈，易于得气，则进针宜浅，刺激宜轻；体质羸弱、偏枯者，气血不荣，不易得气，则进针宜深，刺激宜重。

### 五、术者治神优劣决定针刺手法的得气效应

《素问·保命全形论》提出："凡刺之真，必先治神。"对于术者来说，需"神在秋毫，属意病者"。要静心宁神、专心守意，"如待贵人"，使神聚而勿涣散，体察患者的反应及针下之气。若察患者凝眉作痛，则思针锋触碰血管，需调整针刺方向，使其得气。若察针下如插豆腐，如处幽堂，需采用催气的手法，促进得气；而一旦经气至，则"慎守勿失，深浅在志，远近若一，如临深渊，手如握虎，神无营于众物"，施以提插捻转等手法，守住经气。

### 六、患者治神优劣决定得气与否及针刺方法

针刺治神不仅调术者之神，亦调患者之神，如《医宗金鉴·刺灸心法要诀》记载："凡下针，要患者神气定，息数匀，术者也如之。"故在针刺之时要消除患者紧张的情绪，让患者精神放松，身体舒缓，细心体验针刺部位的各种感应变化，与施术者配合，共同完成各种针刺手法。若患者神气涣散，则不易得气或不可施针。

# 第二章
## 进针法

　　进针之要在于无痛，只有进针不痛，患者才能易于接受针刺；医患配合，便于术者进一步施针；而进针无痛之要诀在于押手与刺手的协调配合。正如《标幽赋》所记载："左手重而多按，欲令气散；右手轻而徐入，不痛之因。"患者在接受针刺治疗时易精神紧张，尤其是初次接受针刺治疗者，欲刺处腧穴的皮肤常易出现气血凝聚、紧张的状态，不利于针刺，故医生在针刺时用押手重按欲刺腧穴的皮肤，可宣散局部气血，使皮肤松缓，缓解患者的紧张情绪，或是在患者呼吸或咳嗽时进针，也可分散患者的注意力。当押手感到患者肌肉松缓、气血宣散时，刺手随即着力敏捷地捻转下插，即通过一捻一插使针尖迅速刺透表皮，而后将针回旋，即一转一提，这样可使针刺部位的皮肤靠着自有的弹性迅速恢复到原来状态，形成作用力与反作用力，利于进针。这个动作手法，称作"搓而进之"。《针灸大成》记载："指搓者，凡转针如搓线之状，勿转太紧，随其气而用之。若转太紧，令人肉缠针，则有大痛之患。"这就是说在捻转、提插时，幅度不可过大，只要能够达到顺利进针的程度就行，否则就易产生疼痛。针搓进后，为了消除患者再度出现的皮肤紧张，也为了辨明针所到何处，以利于进针得气，需稍留片刻。正如《针灸大成》所记载："进针者，凡下针，要病人神气定，息数匀，术者亦如此，切不可太忙。"所以一定要在术者与病人神气镇定、呼吸均匀的情况下进针，切不可太慌忙。针刺透过表皮后，还需考虑腧穴的部位、方向、浅深等，稍停留，再续入主缓，如续入过快、幅度过大，就无意指端专于针芒的力点，还会发生针刺深入困难，甚至造成弯针，或疼痛难忍。

　　总之，进针时要在所刺部位气血宣散情况下，刺手迅速搓而进之，稍待方可缓缓插入；要记住针尖开始推进皮肤时要快，针入后要缓缓下针，细心体会针尖下的变化，正所谓"针入贵速，即入徐进"是也。

在整个施术过程中，笔者所创意气针法中的意气进针法，要点就是要注意施术者意念的三步变化、进针速度的二步变化和力度的二步变化的结合。简言之，所谓意念的三步变化，即：持针时，属意病者；欲刺时，属意刺手指端与针之着力点；下针后，属意针尖。所谓速度的二步变化，即入针要迅速，下针要缓进，即"入针主速，下针主缓"。所谓力度的二步变化，即押手一压一松，配合刺手着力地捻转，一捻一插搓而进之。

## 第一节　押手的重要作用

押手，即非持针之手。术者持针之手则称为刺手。针刺的操作过程是刺手与押手相互配合完成的。押手的作用已不仅是用来稳定针身，先贤已将其作用置于非常重要的位置，如杨继洲《针灸大成》的下手八法，主要谈的就是押手的作用。《难经·七十八难》更是强调："知为针者信其左，不知为针者信其右。"说明押手操作在针刺过程中的重要性。笔者认为押手在针刺的进、行、留、出四个阶段均有重要的意义。

### 一、进针阶段

#### 1. 治神之用

针刺之法，必以调神为先，然押手之用，意在治患者之神。通过心手相应，形神合一，便于疏理气机，得神取气。进针之时，不仅要通过刺手以觉针锋所在，以辨针下之气，更要通过押手以觉施术部位对针刺的反应，以治患者之神。若探得患处肌肉紧张或手足发凉，则可知患者精神紧张，可通过安抚患者或轻揉患处以缓解其不良情绪。此外，《标幽赋》又指出："左手重而多按，欲令气散。右手轻而徐入，不痛之因。"这里的左手指的是押手，其作用在于缓解进针时的疼痛。因"疼则神归之"，通过对所刺部位的重按，可使局部气血宣散，气行则痛减，痛减则神安。

#### 2. 揣穴之用

取穴准确，是针刺得效的前提。欲刺之时，必以押手探查肌肉之薄厚、血脉之走形、筋骨之分布，以定针刺的深度、角度及方向，如杨继洲在《针灸大成》中记载："左手按穴令定，象地而不动；右手持针，法天之运转。"此外，虽可以骨度分寸法及身体的自然标志来定位腧穴，但遇肥胖或肌肉松弛之人，则较难采用上法定位，故可通过押手仔细地揉按、揣摩针刺区域，或拨开血管、肌腱，以准确定位腧穴后再进行针刺。如阳陵泉位于腓骨小头前下方凹陷之处，针刺时可用押手先触得腓骨小头，后准确定位该穴；如睛明穴，需用押手轻推眼球，才能暴露穴位；又如阿是穴，既不是经穴、奇穴，又无固定位置，要"以痛为腧"，即取穴时以痛性反应点作为针刺部位，这就要求术者必须通过押手寻按阳性反应点，以探明针刺部位。

3. 激发经气

经络是运行气血之通路，是针刺得气取效的载体。然而人的气血各有所异。年少之人，血气方刚，经气旺盛；年长之人，气血不足，经气空虚；患病之人，气血不调，经气逆乱。如若年长或久病之人，经络之中气血本已不足，则经气不易来，此时可以通过押手切按腧穴，或以手指弹之，以促进气血聚集或经气的运行，如此，可以使经气渐至充盛，甚则手下有血脉搏动感，进而下针，辨针下所得之气的邪正，以决定施补还是施泻。

4. 辅助针刺

在进针时，可通过押手的辅助作用以稳定针身，如提捏进针法和舒张进针法，即是用押手捏起或撑开皮肤，以方便针刺。此外，押手的辅助作用还体现在对肢体的固定方面，如石学敏院士的醒脑开窍针刺法，在针刺委中穴时，就嘱患者仰卧，直腿抬高，并以押手固定抬高的下肢以取穴。再者，在针刺营卫时，若针卫气，则用押手捏起穴位处皮肤，使针勿触及血脉而刺，以此来防止刺伤营气；若针营气，则用押手掐按穴位，宣散卫气而刺，以此来防止刺伤卫气。

二、行针阶段

1. 催气行气

"气速，则效速"，针刺得气的快慢与强弱是针刺取效、实施手法的关键。如果进针之后，针下空虚，说明经气未至，此时可以押手沿所刺经脉上下轻揉按压，以催促经气运行，得气取效。此外，若针下紧涩，气滞不畅，亦可以押手沿经脉上下来回按掐，以促进气血运行。

2. 控制感传

针入得气之后，为了达到气至病所，可以采用一定的手法，使针感向病变部位布散。该感传既可以是单向感传，也可以是双向感传。行针时，可通过押手按压针刺部位一侧，使针感向反方向扩散，来控制感传方向；如遇针感不易通过的大关节，又可以通过押手对经络的循摄切按，以助气至病所。如《针灸大成》中所述的龙虎升腾之法，就是在得气基础上，刺手持针，保持针体垂直不动，欲使经气上行，刺手将针稍微上提，针尖略向上，同时用押手拇指轻压针后，以使针感向上传递。

三、留针阶段

留针之意，一为候气、得气，二为守气，三为补虚泻实，这就离不开押手的作用。此阶段押手之用，在于探查所刺部位经气往来的盛衰。如瘫痪之人，经络空虚，经气迟至而疗效不显，若于动留针期间押手觉所刺部位筋肉搏动，则可知经气复来，疾病向愈；又如肌肉痉挛之人，针下邪气紧而急，气滞血阻，若于静留针期间，押手觉所刺部位筋肉舒缓，则可知经气畅达，血脉通畅。

四、出针阶段

1. 辅助补泻

在以开阖补泻法出针时，以押手速按针孔，使真气不得外泄，为补法；出针时摇大针孔，不加按压，使邪气尽出，为泻法。

2. 止血除痛

若针刺时，刺中血管，则可在出针后以消毒干棉球按压针孔，以防出现血肿。若针刺得气感较强，或有滞针情况，可用押手轻揉针刺部位，或沿经脉上下寻按，以缓解肌肉紧张，减轻疼痛，消除滞针，以利于出针。

## 第二节　进针时辅助手法

### 一、循法

循法是指进针前后用手揣摩经络循行路线或穴位上下左右，促使经络之气疏通、循经而至的一种针刺辅助手法。该法始见于《素问·离合真邪论》，其中"扪而循之"中的"循"，即是此法。明代汪机所著《针灸问对》对该法进行了详细阐述，言："下针后，气不至，用手上下循之。……上下往来抚摩，使气血循经而来，故曰循以至气。"元代窦汉卿所著《金针赋》中亦记载："循而摄之，行气之法。"

☞ **操作方法**

进针前后用押手手指指腹沿针刺穴位所属经络循行路线或穴位的上下左右，轻轻地按揉、循摄或叩打。

循法

☞ **功用特点**

（1）缓解紧张。本法可减轻患者紧张恐惧感，使肌肉松弛，利于进针不痛。

（2）催气。进针前循按，可使气血宣散，经气畅通；进针后循按，可促使经气循经而至。

（3）导气。可促使已至之气，沿经络循行路线传导、扩散、蔓延。

（4）解除滞针。滞针后在针的周围循按，可使气血宣散而消除滞针。

☞ **注意事项**

（1）一般应顺经而循，不要逆经而上。

（2）循时一定要轻轻循按、叩拍，不能用力过大，否则会阻碍经气的流行，得不到预期效果。

## 二、揣法

揣法是指以手指在欲刺穴位处行揣、按、循、摸之法，找出具有指感的穴位，是针刺前必行的辅助手法。该法始见于明代杨继洲所著《针灸大成》中的下手八法，在《针灸大成·三衢杨氏补泻》中详细描述了揣法的操作方法，言："揣：揣而寻之。凡点穴，以手揣摸其处，在阳部筋骨之侧，陷者为真。在阴部之间，动脉相应。其肉浓薄，或伸或屈，或平或直，以法取之，按而正之，以大指爪切掐其穴，于中庶得进退，方有准也。"

☞ **操作方法**

**1. 手揣**

指用手揣摸、按压或循切经穴处，以寻找穴位之所在，了解穴位及经脉循行部位的肌肉厚薄，孔隙大小，有无血管、肌腱及酸胀痛感等。它又包括以下几种方法。

（1）指切法。以左手拇指指甲置于欲刺穴位上，用力掐之，有宣散局部气血、避免疼痛、固定穴位、协助刺手进针避开肌腱和血管的作用。

（2）按压法。揣穴遇到肌肉丰盈饱满时，左手手指用力按压，将肌肉压平以防移位，便于进针，如揣环跳、承山等穴。

（3）分拨法。揣穴遇到肌腱、血管时，要用手指向前后或左右推拨，使其分开而显露穴位，如揣人迎；遇到肌肉疏松时，要用手指分拨开，使其保持张力，如揣中脘、天枢等穴。

（4）旋转法。就是旋转肢体，使穴位充分显露的方法，如揣养老穴，令患者屈肘，掌心朝面，小指侧向内旋转，尺骨小头桡侧显示的陷窝处即为本穴所在。

（5）滚摇法。揣穴遇到关节时，左手以拇指掐住穴位，右手牵拉患者肢体远端，行左右或上下滚摇，使其关节松弛，指下便可揣得穴位。如取阳池时，以左手拇指紧掐其穴，右手握患者四指用微力牵拉并左右滚摇，使穴置于指下。

（6）升降法。就是上下活动肢体关节使穴位显露的方法。如取解溪穴，左手固定肢体，拇指紧掐其穴，右手握住足尖，上下摇动，以松动踝关节，方可揣得穴位。

（7）滚摇升降法。遇到屈伸关节，推拨肌腱才能显露穴位时，用右手握住关节向左右滚摇，前后屈伸，推拨穴位周围组织，使穴位显于指下。如取肩髃穴，左手拇指紧掐其穴，右手托握肘关节，上下抬举，左右摇滚活动，使穴位显于指下。

手揣

**2. 感揣**

指以目观测、揣度，用脑思考穴位及经络的外在征象，以便于取穴。

☞ **功用特点**

揣法的目的是揣摸肌肉的厚薄、孔隙之大小、指感的位置，分拨妨碍进针的肌腱、血管等，以确定穴位的准确位置、进针方向及深浅，协助进针，并可促使得气和避免刺痛。

☞ **注意事项**

（1）应静心守神，意念和手指并用，手揣和感揣并行。
（2）揣穴时用力要柔和，不可用力过猛，以免扰乱经气。

### 三、切法

切法是指在进针前以指甲在腧穴周围掐切、揉按片刻，使气血宣散的一种针刺辅助手法。该法始见于《素问·离合真邪论》，即所谓"切而散之"。明代杨继洲《针灸大成》中详细地论述了该法的操作，云："爪而下之，此则《针赋》曰：左手重而切按，欲令气血得以宣散，是不伤于荣卫也，右手轻而徐入，欲不痛之因，此乃下针之秘法也。"

☞ **操作方法**

用拇指、食指或中指指甲在所欲刺腧穴周围进行掐切、揉按，一般应在经络循行路线上掐切，然后切于欲刺腧穴旁，向下切按，令针身贴附指甲面，以助进针。

切法

☞ **功用特点**

（1）促使欲刺穴位处经脉气血宣散，减轻进针疼痛感，使进针后易于得气。

（2）分散患者注意力，使局部组织放松。

（3）可分离血脉肌筋，防止刺伤血管和脏器。

☞ **注意事项**

（1）切时用力要均匀，不要用力过猛，避免扰乱经气，损伤皮肤。

（2）抓时应避开瘢痕、血管，注意勿损伤筋骨、血脉。

## 第三节　意气进针法

意气进针法是笔者在《黄帝内经》"凡刺之真，必先治神"思想的指导下，依据以上要领所创的进针方法，临床应用可有效地减轻进针时的疼痛感。

☞ **操作方法**

术者端正姿态，调整呼吸，内守心神，押手中指垂按于所选腧穴之旁，拇指、食指夹持针体，刺手拇指、食指夹持针柄，属意病者。待押手感到欲刺处气血宣散后，属意刺手指端与针之着力点，然后刺手一捻一插，使针尖迅速刺透表皮，同时押手中指抬离皮肤，最后意守针尖，稍待方可徐徐下针。

☞ **手法要点**

（1）施术者意念三步变化。在持针时，属意病者，以了解受术者各方面的情况和欲刺腧穴处的皮肤状况；欲刺时，属意刺手指端与针之着力点，使全身之力运于指端；下针后，属意针尖，以借持针手指上的微弱触觉变化来判断针锋所到部位，从而利于调整进针方向和深度，同时易于体察针下经气的盛衰、得气的正邪，以利于施以补或泻的手法。

（2）进针速度和力度的二步变化。所谓速度的变化，即入针要迅速，使针尖迅速刺透表皮，以利于缓解进针的痛感；下针要缓进，以利于辨别针下气，便于体会针尖所刺部位，从而利于使用针刺手法。所谓力度的变化，即押手一压一松，配合刺手着力地捻转，一捻一插搓而进之，形成作用力与反作用力；下针要轻轻地用力，徐徐下插。

意气进针法

☞ **功用特点**

可消除患者紧张和恐惧的心理，减轻进针所致的痛感，有利于医患的密切配合。同时也可悉心体会针下感应，减少因盲目进针造成的不良后果，避免寻气复针的弊病。

☞ **注意事项**

（1）进针时要注意避开瘢痕、皮肤皱褶、毛孔等处，尤其应避开血管。进针前可以先将针尖用同等的轻压力接触患者欲刺入部位皮肤，如疼痛则将针尖稍移动一下，在患者不觉疼痛或无感觉的部位进针。

（2）进针时要定神调息，集中精神，属意病者，注意观察受试者的精神情志状态，审穴在何部，以押手重按施术部位片刻而刺之。

（3）手法要熟练，注意押手与刺手的密切配合，动作应协调一致，要做到稳、准、轻，用腕力、指力将针刺入。

（4）进针穿透皮肤时，要快，透入皮后，缓缓推进，即"针入速，入徐进"。

（5）进针次序要分清。从上下分，宜先上后下。从左右分，若取双侧穴，气分病宜先左后右，血分病宜先右后左。从远近分，慢性病宜先近后远，急性病宜先远后近；病变部位无郁滞性疼痛，宜先远后近；病变部位有郁滞性疼痛，宜先近后远。

# 第三章
## 行针法

行针法是指进针后为了达到得气、行气、气至病所、补泻等目的而施行针刺手法的过程。行针法是针刺过程的重要环节，也是针刺取效的关键因素。《灵枢·刺节真邪》言："用针之类，在于调气。"行针之法，就是行真气以疏通经脉的方法，并以辨针下气贯穿针刺操作始终。行针可分为四个阶段：真气未至而施以寻气、候气、催气之法，真气已至而施以守气之法，气至病所而施以调气、行气之法，气有虚实而施以补泻法。

气至为针刺有效之基础，若遣针入穴后真气未至，可以寻气法将针退至皮下，改换针尖的方向，以续入主缓为原则，轻微地提插捻转，徐徐而渐渐地向深刺入，寻求得气针感；或以候气法，聚精会神地持针静候，一心一意地体会针下之感，寻求"若有所触"的得气部，而后停留等待经气旺盛，直至针下徐缓而沉满为止；或以催气法，调整针感，加强刺激，催动经气，直至患者针感强烈。《针灸大成》曰："指循者，凡下针，若气不至，用指于所属部分经络之路，上下左右循之，使气血往来，上下均匀，针下自然气至沉紧。"即以指循法催动经气到来。又曰："爪摄者，凡下针，如针下邪气滞涩不行者，随经络上下，用大指爪甲切之，其气自通行也。"即以爪摄法催动经气运行。总之，通过以上之法可探寻、静候、激发针下经气以达真气至的目的。

真气至后还要注意以下几点。一要守气，应以神御气，聚精会神地体会针下经气的活动情况，保持针体不动，以意守气，慎守勿失。二要将调来的经气，通过提插捻转等手法，结合针刺的方向或动向，输送到病所。如《金针赋》中的调气法："夫调气之法，下针至地之后，复人之分，欲气上行将针右捻，欲气下行将针左捻。"其操作如《针灸大成》所述具有从阴引阳之功的留气法、从阳引阴之功的运气法、调和营卫的提气法，纳送营卫的中气法。或在调气与辨气的基础上运用各种手法来控制经气的运行，使之行至患病之所，即气至病所，从而起到真气达的目的。如《金针赋》中的飞经走气四法，其中青龙摆尾法多用于上病下取、前病后取，白虎摇头法多用于旁病中取，苍龟探穴法多用于麻者上取、痛者下取、前病后取、后病前取，凤凰展翅法多用于旁病中取。三要根据经气的虚实，采用补泻手法，有余者泻之，不足者补之，来调整机体的虚实状态，如采用提插、徐疾、呼吸、迎随等单式补泻手法，及烧山火、透天凉等复式补泻手法。

此外，在行针过程中，应时时辨针下气，将其贯穿于行针始终，以掌握针下经气性质、虚实、往来及补泻时机。如真气未至表现为"轻滑慢而未来"及"闲处幽堂之深邃"，真气已至表现为"沉涩紧而已至"及"如鱼吞钩饵之沉浮"。在得气时，静心体会针下之感，辨别所产生的两种不同反应，或为经气，或为邪气，以采用不同的补泻手法。如《灵枢·终始》记载："邪气来也紧而疾，谷气来也徐而和。"若针下之气为经气正气，宜补宜调；若为急疾沉满微兼紧涩，而不妨碍提插捻转的，是虚邪之气。因此，慢性病者，宜先输气，后祛邪；急性病者，宜先祛邪，后扶正。若为急疾沉紧滞涩，难于提插捻转，强动辄痛的，是邪盛之气，应急以祛邪。另外，应根据针下经气之虚实、邪气之强弱，把握补泻时机，经气虚则勿泻，邪气盛则勿补。

## 第一节　行针时辅助手法

### 一、摄法

摄法是指以押手在针刺穴位所在经络进行上下按切，用以行气通气的一种针刺辅助手法。该法始见于元代窦汉卿所著《针经指南》，其言："摄者，下针如气涩滞，随经络上下用大指甲上下切，其气血自得通也。"明代汪机所著《针灸问对》中亦对此有详细的叙述，其言："用大指、食指、中指三指甲，于所属经分来往摄之，使气血流行。故曰摄以行气。"

☞ 操作方法

以拇指、食指、中指指甲在针刺穴位所属经络上下，按经络循行路段分段切压片刻，也可在同一经络的邻近穴位上以指代针按切腧穴。

摄法

☞ 功用特点

（1）行气。针刺后以指甲沿所刺穴位经络上下切按，推动经络气血运行。

（2）解除滞针。针刺滞针后，当用摄法，沿针刺穴位上下经络走行部位切按，以促使气血疏通、肌肉松弛，从而解除滞针。

☞ 注意事项

（1）摄切时，用力应均匀柔和，既不可用力过轻，以免达不到迫使气血宣散、邪气疏泄的目的，又不可用力太过，伤及皮肤。因此，一定要掌握好手法力度。

（2）应沿着经络循行方向，由针刺穴位向上或向下切按，不可逆向而摄。

二、按法

按法是指通过手指按压针柄、腧穴上下来控制针感方向和加强针感的针刺辅助手法。该法始见于《灵枢·刺节真邪论》，其中"按而弹之"中的"按"，即是此法。此是指用手指按压经络、穴位的一种方法，后世医家对该法进行了补充。明代汪机所著《针灸问对》中记载："行针之时，开其上气，闭其下气，气必上行；开其下气，闭其上气，气必下行。如刺手足，欲使气上行，以指下抑之；使气下行，以指上抑之。用针头按住少时，其气自然行也。"

☞ **操作方法**

（1）按经络腧穴法。用手指轻轻揉按、弹动所要针刺腧穴的所在经络，以观经络之气的虚实，促使气血运行，以利于针刺的补泻，或单以指按压腧穴，使之出现酸、麻、重、胀的得气感，以指代针。

（2）按针柄法。将针柄用手指按紧，食指、中指、无名指如切寸口脉样切按针柄，可助行气、补气，加强针感。

（3）按压行气法。针刺得气后，以押手手指按压腧穴上方，刺手行针，促使针感下传；反之，押手按压腧穴下方，刺手行针，可使针感上传。以此控制针感方向，使气至病所。

（4）按针下插法。针刺进腧穴后，将针提起少许再向下插，或行针得气后，将针下按片刻，以促使经气蓄满灌注。

按法

☞ **功用特点**

可加强针感及控制针感方向，使气至病所。

☞ **注意事项**

（1）按压时不要用力过大，否则会引起气血瘀滞。

（2）不要紧靠针身按压，否则影响行针，易引起滞针。

（3）按法要求指力柔和有力，要有穿透力。

三、努法

努法又称弩法，是指针刺得气后通过手指的配合使针身弯曲成弩弓之状，然后向某一方向按压针体的一种针刺辅助手法。该法始见于明代汪机所著的《针灸问对》，该书详细地论述了努法的操作："如欲上气，将大指、次指掐住针头，不得转动，却用中指将针腰轻轻按之，四五息久，如拨弩机之状，按之在前、使气在后，按之在后、使气在前。气或行迟，两手各持其针，仍行前法，谓之龙虎升腾，自然气血搬运，故曰弩以上气。"

☞ 操作方法

针刺得气后，将针稍提，用拇指、食指夹持针柄，中指侧压针身，使针身弯曲成弩弓之状。如想使针感向上扩散，则将针体向下、向后按压；想使针感向下扩散，则将针体向上向前按压。

努法

☞ 功用特点

（1）行气引气。能使经气沿经络一定方向传导。
（2）使气达病所。可促进针下之气沿经络直达病所。

☞ 注意事项

（1）努法关键在于针尖的方向，将针尖朝向患处，可使气达病所。
（2）努法必须在得气基础上施术，得气后不能随意变动针尖方向，如此才能守气、留气，使针下之气沿经络感传，直达病所。
（3）弯曲针身时不可用力过猛。

### 附：搬垫法

该法见于郑魁山先生所著的《针灸集锦》。搬是指当针下得气，患者有舒适感时，右手将针柄搬向一方；垫是指将手指垫在针体与被针穴位皮肤之间，顶住有感觉的部位，以加大感应。有时也可用于补泻法，补法时针尖往里按、搬的角度小，泻法时针尖往外提、搬的角度大。本法与努法相似，同为努按针身使之弯曲、行气导气以达病所之法。

### 四、摇法

摇法是指出针时摇动针体，使针孔扩大，以泻实行气的一种针刺辅助手法。该法始见于《灵枢·官能》，其所言"摇大其穴，气出乃疾"，即是此法。元代窦汉卿所著的《针经指南》记载："凡泻时欲出针，必须动摇而出也。"指出了摇法是出针的泻法。《金针赋》则明确地将摇法作为出针之法，如"摇而退之，出针之法"。明代杨继洲所著的《针灸大成》更是将该法用于泻法出针之时，其记载："摇而伸之，此乃先摇动针头，待气至，却退一豆许，乃先深而后浅，自内引外，泻针之法也。"

### ☞ 操作方法

得气后，以指捻针柄，似摇铃式左右摇动针体，操作多在180°~360°，一般不超过三遍，边摇边提针，摇时要上下、左右摆摇，使针孔扩大，而后疾出针。

摇法

### ☞ 功用特点

（1）泻实清热。常配合开阖补泻法治疗实证、热证。

（2）行气泄气。通过摇大针孔，可使邪气外泄。

☞ **注意事项**

（1）摇法应在针刺得气基础上，于出针时使用。

（2）摇时用力宜均匀，防止用力过猛、过度导致患者感到疼痛，损伤正气。

（3）施行摇法时注意针身应直立，即直立针身而摇，不可横卧针身而摇。

（4）虚证、寒证和久病气虚者忌用。

## 五、摆法

摆法是指针刺得气后将针提起少许，左右摇摆的一种针刺辅助手法，与摇法相似。该法始见于清代周树冬所著的《金针梅花诗钞》，其言："植针入穴得气后，即将针提起少许，加持针柄，一左一右，频频摆动，以催气前进，使气向远处流行。"

☞ **操作方法**

针刺得气后将针提起少许，用拇指、食指捏持针柄，左右来回频频轻微摆动针身。

摆法

☞ **功用特点**

本法主要用于催气、行气，如针刺后气不至，通过微微摆动针身，可使气速至；气至后摆之，可使气向远处流行，以加强和扩散针感。

（1）摆之前应先将针提起少许。

（2）本法是左右摆动，不宜上下、左右同时摆摇。

（3）摆时要轻缓，不可用力过猛。

## 六、颤法

颤法又名震法，是以手指颤动针身以催动经气的一种针刺辅助手法。该法始见于明代陈会所著的《神应经》，其言："用大指及食指持针，细细动摇，进退搓捻其针，如手颤之状。"

☞ 操作方法

用拇指、食指夹持针柄，轻轻地上下进退、搓捻、摇动针柄，如手颤般地振动针身。

颤法

☞ 功用特点

本法主要用于催气。针刺后如气不至，可用手轻颤针身以催气速至；气至后颤之，还可加强针感，延长针感时间。

☞ 注意事项

（1）此法贵在轻柔，应细细动摇，不宜大幅度地颤震动摇，以免引起疼痛。

（2）注意应使用腕力颤动针身。

## 七、盘法

盘法是专为肚腹等肌肉丰盈部位而设的一种针刺辅助手法，具体操作方法是：将针搬倒，使针身倾斜一定角度而盘旋针体。该法始见于元代窦汉卿所著的《针经指南》，其言："盘者，如针腹部，于穴内轻盘摇转而已。"明代汪机所著的《针灸问对》将该法用于补泻时，其言："其法如循环之状，每盘时各需运转五次，左盘按针为补，右盘提针为泻，故盘以和气。"

☞ 操作方法

先将针刺入腧穴深部（地部），待得气后，将针提至浅部（人部或天部）并将针扳倒，使针身倾斜 15°~45°，而后似推磨式缓慢盘旋针体，盘旋的角度在 180°~360°，一般不超过三圈。盘旋时可配合补泻，一般向左顺时针盘按转动为补；反之，向右逆时针盘按转动为泻。此法也可与捻转补泻结合，左盘时向左捻转为补，右盘时向右捻转为泻。

盘法

☞ 功用特点

盘法主要用于加强针感，扩大刺激面，使针下气至而调和，以旁病中取时为宜。

☞ 注意事项

（1）盘法是针体大幅度地转动，主要用于腹部肌肉丰厚、松弛之处，也可用于腰背、四肢等肌肉肥厚部位。

（2）盘法一定要在得气的基础上进行，先入针深部，得气后提针至皮下进行手法操作。

（3）盘时用力应柔和均匀，不能行之过快、过猛、过速，否则易引起弯针、滞针及疼痛，还易损伤正气。

（4）肌肉菲薄、紧张的部位不宜使用盘法。

## 八、飞法

飞法是指用右手拇指、食指捏住针柄，细细搓针，不必分左右，然后张开二指，一捻一放，一合一张，连续搓捻数次，如飞鸟展翅之状的一种针刺辅助手法。该法始见于《灵枢·官能》，其所载"上气不足，推而扬之"中的"扬"，即是此法。后明代陈会所著的《神应经》则将该手法阐发为："用右手大指、食指持针，却用食指连搓三下，谓之飞。"而近代的飞法则指用拇指、食指持针柄搓、捻，然后放手针柄，一合一张，如鸟展翅。

☞ **操作方法**

用拇指、食指捏住针柄进行搓、捻，然后张开拇指、食指，放开针柄，这样一搓一放，一合一张，如鸟展翅飞翔之状，连续数次。捻针时要缓慢、均匀，不必区分左右。

飞法

☞ **功用特点**

飞法的作用是催气、行气，临床上主要用于输导经气，加强针感，通过一捻一放，使针感断断续续而不离去。

☞ **注意事项**

飞针时手法宜缓慢、均匀、连续不断，用力不宜速猛，速猛易引起滞针疼痛，应做到手离针而针感不离。

## 九、动法

动法是指将针身横卧而进行摇、提、捻的操作，使针体微微振摇的一种针刺辅助手法。该法始见于《难经·七十八难》，其记载："动而伸之，是为泻。"元代窦汉卿所著的《针经指南》则阐发了该法的功用："如气不能行，将针伸提而已。"明代徐凤所著的《金针赋》亦遵从此法，其言："动而进之，催针之法。"

☞ **操作方法**

将针身横卧进行摇、提、捻的操作，边摇边提边捻转，如摇铃状，使针体振摇，在微动中达到推动经气的作用。

动法

☞ **功用特点**

（1）催气。针刺后如气不至，本法可促使气至。
（2）行气。针刺得气后，动法可行气，使气至病所。
（3）加强针感。动法可增强针感，使针感扩散传导。

☞ **注意事项**

操作时不宜大摇（大摇则泄气，并易引起疼痛），还要注意动作的连贯性。

## 十、搓法

搓法是指将针柄朝一个方向捻转，如搓线状，使肌纤维适度缠绕针体，利用其牵拉作用，激发经气，加强补泻作用，追求出现凉、热针感的一种针刺辅助手法。该法始见于元代窦汉卿所著的《针经指南》，其言："凡令人觉热，向外（卧针）似搓线之貌，勿转太紧。治寒而里卧针，依前转法，以为搓也。"明代汪机所著的《针灸问对》谓该法为："如搓线之状，勿转太紧，左转插之为热，右转提之为寒，故曰搓以使气。"进一步指明了该法的补泻操作方法。

☞ **操作方法**

用拇指和食指握住针柄，由食指末节横纹开始，用拇指如搓线样向前搓动至食指端，以针下沉紧有被肌肉缠着感为度，角度一般在360°以上。由食指末节横纹向食指端搓，向左、向内为补，常可产生热感；反之，由食指端向食指末节横纹搓，向右、向外为泻，常可产生凉感。可将针朝一个方向搓转，有进无退；也可配合颤、提、摇等手法。

搓法

搓时如手法不当，会引起滞针和疼痛，使经气滞涩，反令邪气不能除。

☞ **功用特点**

（1）行气守气。本法利用捻转，使肌纤维适度缠绕针体，似滞针感，利用其牵拉作用，激发经气，使经气四散。

（2）诱发温凉。左转插之，能行阳补阳，产生热感而治疗虚证、寒证；右转提之，可行阴补阴，产生凉感而治疗实证、热证。此法与烧山火、透天凉法有类似之处。

☞ **注意事项**

（1）搓时用力应均匀、柔和，勿太过、太紧。

（2）不能向一个方向搓捻太多，以防止出现滞针。

## 十一、捣法

捣法是指在进针原位，通过腕关节的屈伸而进行大幅度快速提捣的一种针刺辅助手法。该法始见于清代周树冬所著的《金针梅花诗钞》，其言："捣，捏持针柄，不进不退，但又如进如退，在原处轻出重入，不断提捣，有如杵臼，亦如雀之啄食。"

☞ **操作方法**

针刺达到穴内一定深度后，在原处轻出重入，不断提捣。捣时应以腕关节的屈伸为主，使针身重插轻提。

捣法

☞ **功用特点**

捣法主要用来催气、行气，加强针感，并可促使经气扩散。

☞ **注意事项**

（1）本法应以腕关节的屈伸为主进行操作，而不是通过手指用力提插捻转。

（2）本法要求提捣幅度要大，且频率要快，贵在连续不断，有明显的深度变化。

（3）捣法与雀啄术相似，但有行针幅度之别，捣法较雀啄术提插的幅度略大。

## 十二、抽添法

抽添法是指将捻转、提插、呼吸补泻结合起来操作的复式针刺辅助手法。该法始见于元代窦汉卿所著的《金针赋》，其言："八曰抽添之诀，瘫痪疮癞，取其要穴，使九阳得气，提按搜寻，大要运气周遍，扶针直插，复向下纳，回阳倒阴，指下玄微，胸中活法，一有未应，反复再施。"此法将捻转、提插、呼吸补泻相结合而施。清代周树冬所著《金针梅花诗钞》的操作手法较为单一，主要以提插手法为主，其言："《金针赋》中虽有抽添法，与此处之抽添法其义有别，是乃梅花法之一得，即植针入穴至地部之后，气久不至或至而不行，即用拇指后退，食指前进，顺势将针迅速一次抽出至天部，随即拇指前进，食指后退，顺势将针一次再插入至地部。抽出时用力宜轻，插入时用力宜重。"

☞ **操作方法**

（1）单式抽添法。抽法操作时先将针插入地部，然后拇指向后，食指向前，边捻转边迅速将针一下提至天部；然后再拇指向前，食指向后，边捻转边迅速将针一次插入地部。上提宜轻，下插宜重，如抽物外出。

（2）复式抽添法。先将针刺入腧穴内，紧按慢提九次。待针下气至后转换手法，随患者呼气向下按针，边捻边插，就是添；随患者吸气向上提针，边转边提，就是抽；一添一抽，反复行之，即为抽添法。

抽添法

☞ **功用特点**

（1）催气。如针后气不至，可使用单式抽法，催气速至。

（2）行气。针刺得气后，可使用复式抽添法助经气达到病所，使针感加强和延伸。

（3）添气。如针后气不至，可另刺新穴以增添经气，使其充实，针感加强和延伸，直达病所。

☞ **注意事项**

抽添时应根据肌肉的厚度决定分寸，根据气至与不至决定抽添之多少。

## 第二节　寻气法

寻气法是指当针入穴达到欲刺部位后，由于某些原因经气未至时，可通过改变针刺的方向来诱导气至的一种行针手法。

☞ **操作方法**

针入穴后，稍作停留，如未得气，要将针退至皮下，改换针尖的方向，徐徐而渐渐地向深刺入。

☞ **手法要点**

要注意体察一个"寻"字，即体察针下经气的变化，寻找经气的感应，寻求"似有所触"的得气部。同时，还可选用适当的催气手法，以令得气，达到气至而有效的目的。

寻气法

☞ **功用特点**

激发经气，促使得气，用于经气不虚而经气不至者。

☞ **注意事项**

寻气时，切勿急于更换针刺角度，应意守针尖，小幅度提插捻转，以待经气至。亦不可盲目乱刺，应沿着经脉循行线做扇形的针刺寻气。

## 第三节 候气法

候气法是针深入到得气部后，由于经气空虚而经气未至或某些原因经气未至时，可持针静候，待经气充盈的一种行针手法。该法源于《素问·离合真邪论》，其言："静以久留，以气至为故，如待所贵，不知日暮，其气以至，适而自护。"说明当气未至时候气的重要性。

☞ **操作方法**

针入穴后，已触及得气部，如未得气，将针静静地停留片刻，等候经气到来并充盈。

☞ **手法要点**

本法操作要点是持针静候，寻求"若有所触"的得气部，而后停留，等待经气旺盛，直至针下徐缓而沉满为止。

候气法

☞ **功用特点**

静候经气，促使得气，主要用于经气空虚而经气不至者。

☞ **注意事项**

（1）要注意在得到针刺应出现的感觉时，容易发生肌肉紧张，此时应略候，等肌肉紧张消除，利于营卫运行为止。《素问·离合真邪论》所载"静以久留，无令邪布"说的就是这个意思。

（2）要注意若针刺一定深度"无有所触"，或滞涩针体，或感觉甚微，是尚未寻到"得气部"，就无需使用候气法，可使用催气法。

## 第四节　催气法

催气法是为催动经气旺盛和运行的行针手法。得气是针刺取得疗效的关键，若针刺通过寻气、候气等法仍未产生得气感时，则必须采用催气手法使针刺的穴位产生针感。《神应经》记载："用右手大指及食指持针，细细动摇，进退搓捻其针，如手颤之状，谓之催气。"这是说针尖不离得气部，用轻微的提插捻转方法，加强刺激催动经气，直到患者有了感觉为止。此法临床常用。

☞ **操作方法**

（1）捻震法。针尖不离得气部，刺手拇指、食指轻微搓捻针柄，并轻微震动手腕，催动经气来临。

（2）指循法。针尖不离得气部，用押手循经络流注，上下左右切压，改变针尖方向，催动经气到来。这在临床上多用之有效。

（3）爪摄法。因邪气滞涩或单向捻转致使肌纤维缠针，经气不行时，可以爪摄法在所刺腧穴的经络上下方按摩切之，迫散滞涩于经络之间的邪气。同时，也能改变因捻转太过而滞涩的针体，消除患者肌肉的紧张。

（4）顺经取穴法。如应用以上手法仍不得气，可在同一经脉循行的方向上，依次再取一二个腧穴，即能引导经气，催动经气旺盛或运行。但此法很少用，是为避免多针乱刺。

催气法

☞ **手法要点**

（1）守神。当针刺入穴位后，在使用催气手法的同时，施术者一方面需聚精会神地体会针下的感觉，另一方面也需密切观察患者的反应，以判断是否得气。

（2）刺手与押手的协调配合。下针后，刺手小幅度地调整针刺的深度、方向，并采用提插、捻转等手法以激发经气；同时，押手需轻轻按揉、叩击腧穴周围及经脉线，以催动经气。

☞ **功用特点**

激发经气，产生针感，并可促使针感传导，使气至病所，提高疗效。

☞ **注意事项**

（1）进针后需缓慢、小幅度下针，以便寻找到得气层及体会针下的感觉，做到"下针主缓"。

（2）在使用提插、震颤手法时，针尖不宜离开得气部，以免散失经气。

（3）使用押手催气法时，按揉、敲击的力量需轻柔而持久，不宜过重。

## 第五节　辨气法

辨气法是针刺入穴之后，出现得气现象时，术者通过意念细心体会针下变化，辨别所得之气是正气还是邪气，以便于施以补或泻的一种行针手法。《灵枢·终始》记载："邪气来也紧而疾，谷气来也徐而和。"谷气即正气。这就是说，在针刺得气之后，术者要辨别经气所产生的两种不同反应，明辨是正气还是邪气。因为疾病的过程就是正邪交争的过程，正胜邪却则病愈，邪盛正衰则病进。得气就是正邪交争的反映。若针下是徐而和的正气，我们就当施以补法，给其"粮草""弹药"，供其战胜邪气；若是紧而疾的邪气，就当施以泻法，投以"炸弹"，祛除邪气，以利正胜。所以辨针下气是针刺补泻的前提，是决定疗效的关键，是判断术者针法优劣的标准。

☞ **操作方法**

术者凝神聚气，静心守神，令志在针，细心体会针下经气的各种状态。"邪气来也紧而疾，谷气来也徐而和"。若针下之气徐而缓和、沉满，为经气、正气，宜补宜调。若针下之气急疾、沉满、微兼紧涩，而不妨碍提插捻转的，为虚邪之气。得此者，若为慢性病，宜先扶正，后祛邪；若为急性病，宜先祛邪，后扶正。若针下之气急疾、沉紧、滞涩，难于提插捻转、强动辄痛的，为邪盛之气，得此者，应急以祛邪。

辨气法

☞ **手法要点**

（1）治神。静心安神，心无旁念，必一其神，令志在针，细心体会针尖下经气的变化，慎守勿失，切勿分神，静心守神至关重要。

（2）细辨针感。"邪气来也紧而疾，谷气来也徐而和"，行针过程中，应细心体会针下经气的变化。若手下针感和缓从容，则为谷气来，是正气，或慎守勿失，或施针以补。若手下针感沉紧涩滞，是邪气至，当泻邪以存正。

☞ **功用特点**

辨别针下经气的性质，以确定补泻，为充分发挥针刺补泻手法的作用提供依据。

☞ **注意事项**

当经络气虚、针感不明显时，应行催气之法，待气至后以辨正邪。

## 第六节　守气法

守气是指在针刺得气的基础上，将针体相对固定在得气时的深度和角度，使针感维持一定的量效和时效的一种行针手法。当进针得气后，若不注意守气，在施行手法时失去经气聚守，则行针无气可调，虽尽力运用手法也是徒劳无益的。正如《针灸大成》所云："宁失其时，勿失其气。"术者在明辨针下气的基础上，必须聚精会神地体会针下经气的活动情况，以意守气，以徐以疾，提插捻转均不能丢失经气，如此方能行针调气。守气在针刺取效中至关重要。

☞ **操作方法**

术者在针刺得气后，必须聚精会神地体会针下经气的活动情况，刺手拇指、食指捏持针柄，稳住针身，保持针体不动，以意守气，慎守勿失。

守气法

☞ **手法要点**

（1）意守针尖。术者在针刺得气后，静心凝神，呼吸均匀，全神贯注地通过观察和体会针下经气的变化，手不离针，以意守气，慎守勿失。

（2）针体不动。守气时不能改变针刺方向和针刺深度，保持针体不动，必须保证针尖下沉紧的得气感维持一定时间。

☞ **功用特点**

静引气聚，维持针感，保证疗效，为进一步行针调气奠定基础。

☞ **注意事项**

（1）操作时术者必须全神贯注，意守针尖，静引气聚。

（2）当需要留针守气时，可将针体向前捻转数次，直至针下沉紧。

（3）守气时不要随便改变针刺方向和针刺深度，宜手不离针，保持针体不动。

## 第七节　提插法

提插法，又称为提按法，是指在针刺过程中进针到一定程度后，在所要求的层次或幅度内反复将针上提或下插的行针手法。通过该法可促进得气，激发感传，正如《针灸大成》记载："徐推其针气自往，微引其针气自来。"

☞ **操作方法**

（1）单式提插法。进针后，用拇指和食指持针柄，将针上下均匀地提插，从浅层插至深层，再由深层提至浅层。下插与上提的幅度、速度要相同，且不分层次操作。如此一上一下均匀地提插动作，就是单式提插法。

（2）复式提插法。在单式提插法的基础上，结合捻转或呼吸来进行，并可分天、人、地三部进行。如得气后，在提插的同时左右来回小幅度捻转，不分左转、右转，可用于针刺气未至时。又如在人部得气后，趁着患者吸气时提针退至天部，或趁着患者呼气时将针插至地部。此法结合呼吸，并分层次提插，可用于行气，即欲使经气下行则用插针，欲使经气上行则用提针。

提插法

☞ **手法要点**

提插法的操作要点是把握手法的均衡性。提插法不同于提插补泻法，行针时需要在所刺部位的一定范围内做上下运动，并且要使上提与下插的速度、力度、幅度相同。提插幅度在 3~5 分，频率在 120~160 次 / 分钟，则针感强；提插幅度在 1~2 分，频率在 60~80 次 / 分钟，则针感弱。

☞ **功用特点**

（1）催气。在针刺气未至时，可用提插结合捻转的复式提插法促使气至。

（2）行气。在针刺得气基础上，针体在一定范围内连续均匀提插，可使针感扩散，或循经感传，直至气至病所。

（3）散气。在针刺过程中，若针感太强，患者无法忍受或针刺出现疼痛时，可以提针为主，轻轻将针体上提，使积滞之经气消散，如此即可缓解疼痛及不适感。

☞ **注意事项**

（1）提插，其中"提"并不是要拔针，与出针不同；"插"也不是使针直入，仅是按插针体，使其下沉。

（2）提插作为基本方法时，用力要均匀，提插幅度不宜过大，时间不宜过长，一般以 1~5 分钟为宜。

（3）提插时，应根据患者体质、年龄与腧穴部位深浅，及病情急缓、轻重与病程长短等不同情况分别对待，要掌握好提插的幅度及频率。

（4）肌肉浅薄的穴位，不宜用提插法，以免折针、弯针。

## 第八节　捻转法

捻转法是指在针刺过程中，用拇指、食指来回均匀、柔和地捻转针柄的一种行针手法。其雏形始见于《灵枢·官能》中的"切而转之""微旋而徐推之"及《素问·离合正邪论》中的"吸则转针"。至宋代《太平圣惠方》中所载的《针经》，则首次记载了捻转法，其云："下针之时，……以左手掐穴令定，法其地不动，右手执针，象其天而运转也，……右手存息捻针。"

☞ **操作方法**

刺手拇指、食指捏持针柄，保持针身挺直，拇指向前后均匀捻转，促使经气运行。

捻转法

☞ **手法要点**

捻转法的操作要点是把握手法的均衡性。捻转法不同于捻转补泻法，行针时需要在所刺部位的一定范围内做旋转运动，并且要使来回旋转的速度、力度、幅度相同。旋转幅度约 360°，频率在 120~160 次 / 分钟，则针感强；捻转幅度在 180° 以内，频率在 60~80 次 / 分钟，则针感弱。

☞ **功用特点**

1.催气

当针刺入一定深度，患者尚未得气时，可将针左右来回小幅度捻转，并配合上下均匀提插，反复多次施行，可促使得气。

2.行气

（1）配合呼吸。呼气时，拇指向前用力稍大，向后用力稍小，如此捻转，以左转为主，经气可向穴位下方传导。吸气时，拇指向后用力稍大，向前用力稍小，如此捻转，以右转为主，经气可向穴位上方传导。

（2）配合针刺方向（针尖）。即利用针刺方向行气，出现针刺感应且循经传导时，将针体连续捻转，幅度稍大些，使针下有紧张感，往往可促使针感进一步循针尖方向扩散，甚至达到气至病所的效果。单独运用捻转法也可行气。

☞ **注意事项**

（1）捻转时不要用力过猛，捻转角度不要过大。捻转的幅度一般应在90°~360°，具体情况可根据治疗目的、患者体质及耐受度而定。

（2）捻转时，切忌单向连续转动，否则易使肌纤维缠绕针体，使患者感到疼痛，并造成出针困难。

（3）捻转手法应有连续交替性，不要在左转与右转之间停顿。

（4）重要脏器附近不宜使用本法，以免因缠裹周围组织造成脏器损伤。

**附：旋法**

旋法始见于《灵枢·官针》，属捻法的一种形式，是指进针后将针向一个方向捻进，当捻至针下出现阻力或患者感觉疼痛时，即停止旋捻或向相反方向旋捻的一种针刺辅助手法。此法多用于过于肥胖之人，在不易得气时偶尔用之，可起到催气的作用。

## 第九节　调气法

调气是在针刺得气后，运用相应的手法来加强针感或延长针感持续时间以提高针刺疗效的行针手法。《黄帝内经》记载，"用针之类，在于调气""凡刺之道，气调而止"。通过针刺调气可以调整脏腑、经络等组织器官阴阳偏盛偏衰的状态，并且调畅气血运行，达到"气调"的目的。《金针赋》曰："夫调气之法，下针至地之后，复人之分，欲气上行将针右捻，欲气下行将针左捻。"就是说将调来和缓之经气，以提插捻转的手法，结合留针的方向或动向，输送到病所。《针灸大成》在此基础上进一步发挥，衍生出了留气法、运气法、提气法、中气法四种调气手法，以针对不同的病理状态。所以，调气是针刺过程中的重要环节。

☞ **操作方法**

（1）留气法。针刺得气后不离其处，轻微提插数次，在提针时，留针于得气部。手持针不动，针尖指向病所，引导经气，从内通行于表，即从阴引阳。留针3~5个呼吸，足经留得长一些，手经留得短一些。此法能"通阳行气，消瘀散结"，从而迫使瘀滞之病邪达于表。

（2）运气法。针刺得气后不离其处，轻微提插数次，针尖指向病所，将针体平倒插留于得气部，使经气流注于内，即从阳引阴。此法能"宣通经气，住疼止痛"。气血畅通无阻，"通则不痛"。

（3）提气法。针刺得气后，将针微捻缓慢轻提，留针于得气部，持针不动，引经气汇聚。此法能调和营卫，从而使营行卫布，治疗冷麻不仁。

（4）中气法，又名纳气法。针刺得气后，轻微提插数次，针尖向心，将针体平倒，拇指向前微捻插入，促使经气运行，然后将针直立，留于得气部，纳塞营卫之气，不使其返流。此法能纳送营卫，从而使气血达偏衰之处，治疗瘫痪偏枯。

调气法

☞ **手法要点**

（1）守气勿失。术者在得气后，必须聚精会神体会针下经气的变化，以意守气，慎守勿失，在得气的基础上，行调气之法。

（2）轻微提插捻转。调气法的关键在于术者在针刺得气后通过小幅度的提插捻转以激发经气运行至病所，从而达到调节营卫气血的目的。小幅度的提插捻转是为了保持针尖下针感持续，若幅度过大则可能导致针感散失。因此，保持控制好提插捻转的频率和幅度至关重要。

☞ **功用特点**

通过调理经脉之气，引导其汇聚、运行至病所，以达到畅通气血、调和营卫的目的。

☞ **注意事项**

（1）本法操作时要求小幅度提插捻转，刺激强度应根据患者的体质情况而定。若患者体质虚弱或患有各种虚证，则其经气运行缓慢，此时刺激强度宜相对较弱，同时可配合押手催气法以促进经气运行；若患者体质较强或患有实证，则手法强度宜相对较强，以促进经气迅速达于病所。

（2）针感从躯干、近心端向肢末、远心端较容易传导，而从肢末、远心端向躯干、近心端则较难传导。当针刺四肢远心端穴位，而针感不能向躯干方向传导时，可沿经脉增添穴位针刺，以激发经气向躯干传导。

## 第十节 意气行针法

意气行针法是笔者根据多年临床经验和历代医家强调"凡刺之真，必先治神"的思想总结出来的行针方法。本法能迅速地调和气血、疏通经脉，使患者很快地获得针感，达到祛除病邪的目的。

☞ **操作方法**

进针后，术者意守针尖，针入所欲深度后，使之得气，守气勿失，继而拇指向前捻针约180°，紧捏针柄，保持针体挺直不颤动，意守针尖，静引气聚，待针下有跳动感时，说明经气已聚，然后以意行针，以意行气，将经气缓慢输送到病所，若病处有酸、麻、胀或舒适轻松之感，说明经气已达病所。

意气行针法

☞ **手法要点**

（1）守气勿失。术者在得气后，必须聚精会神体会针下经气的变化，以神御气，以捻针催气，以意守气，慎守勿失，方能调气。

（2）挺直针体，静引气聚。这种行针法之关键在于术者务必保持针体挺直不颤，颤则气散，无法行气。然后意守针尖，静引气聚，以意鼓动人体内在气血运行，而不强调外在的刺激，是以静生动，即以意念推动经气运行。

☞ **功用特点**

本法是以意聚守经脉经气，以意鼓荡内气，推动气血的运行，因而得气快，所谓"意至则气至"，具有行气和血、疏通经脉等作用，主要用于治疗因经气不调、气机不畅、经脉瘀阻所致的一系列病证。

☞ **注意事项**

（1）意气行针法操作不同于其他提插、捻转等行气法，需要术者保持针体不动，并且必须全神贯注，意守针尖，"手如握虎，势若擒龙"，静引气聚。

（2）本法捻转幅度应在180°左右，最大幅度不要超过360°，具体情况应以患者体质和耐受度而定。

（3）本法在出针时，应反向捻转继而出针，否则针体容易缠绕肌纤维，使患者感到疼痛不适，造成出针困难。

☞ **病案举例**

### 病案1：腹胀

李某，男，61岁，诉自觉腹中寒冷，胀满不舒半月余。患者一年前自觉双下肢厥冷，经艾灸和针刺多方治疗，症状未见明显好转。半个月前又出现腹中寒冷，食后胃脘不舒，故来诊。现患者腹部胀满不舒，双下肢厥冷，纳少，食后脘腹不舒，大便溏，小便可，舌暗，苔白，脉沉缓。查体：腹平软无拘急之形，未及癥痕痞块。中医诊断：痞满（阳虚阴盛证）。西医诊断：功能性消化不良。

**辨治思路**：患者素有双下肢厥冷之症，可知其阳气不达四末，阳虚则寒。患者腹满、便溏并见，可知其脾阳不足。脾虚不能纳化，则纳少，食后脘腹不舒。清阳不升，则便溏。综观症、舌、脉，证属阳虚寒盛，法当温阳散寒。取关元、足三里、绝骨穴，所选穴位常规消毒，针刺深度以得气为度，得气后施以意气热补手法，留针30分钟，每日1次。5次后双下肢厥冷有所减轻，但腹中冷满如故。遂思上述辨证立法、取穴刺法等都没问题，而连针5次效不明显者，恐是三焦气机未得疏调，使得下焦阴寒之气无从疏散之故。遂在原穴基础上，加刺丝竹空，进针得气后，施以意气行针法约2分钟；施针后患者自觉腹中有气下行，几分钟后顿觉腹中冷满全消，腹中与双下肢温热；留针30分钟，每日1次，连续3次以巩固疗效；随访未发。

**精彩点评**：本证既有阳虚寒盛的一面，又有气机不调的一面。初针时，只温补关元、足三里、绝骨，虽起到了温经散寒之功，但因未注意疏调三焦气机、振奋三焦阳气，所以下肢厥冷虽有减轻而腹中冷满如故。考虑到这一点，又因"三焦者，阳气之使"，故取三焦经之标穴丝竹空，施以意气行针法，以调理三焦气机，恢复其"阳气之使"之能而告愈。

### 病案2：癫痫

李某，男，12岁，其家长诉癫痫反复发作6年余。病儿6年前无明显诱因突发意识丧失，双目上吊，口吐白沫，右侧肢体强直样痉挛抽动，持续 5~6 分钟后缓解，苏醒后觉头痛，神疲嗜睡，以后每日发作 1~2 次，每次 1~4 分钟。长期服用苯妥英钠、地西泮（安定）等药尚能控制症状，但仍偶发突然短暂的意识丧失；若偶然停药，则会出现全身性癫痫大发作，来诊前数日因骤停抗癫痫药而致病情加重，再服用抗癫痫药，亦未能控制发作，故来诊。现病儿癫痫大发作每日 1 次，或间日 1 次，失神小发作每日频发，胸闷，纳呆，急躁易怒，性格抑郁，舌暗淡，苔白腻，脉弦细。查体：神清语利，反应灵活，智力正常，口唇暗青，神经系统无明显异常，脑电图提示不同频率的广泛性多棘波慢波综合。中医诊断：痫证（风痰瘀阻证）。西医诊断：原发性癫痫。

**辨治思路**：病儿癫痫与胸闷、纳呆、急躁易怒并见，可知其肝失疏泄，郁而生风。肝郁气机不畅，肝克脾土，故胸闷、纳呆。气郁而化火，故急躁易怒。气机失调，肝郁夹痰，上蒙清窍，故发为癫痫。综观症、舌、脉，证属肝郁痰蒙，法当调理气机、豁痰安神。取丝竹空为主穴，配刺太冲、三阴交、丰隆、阴陵泉、内关、鸠尾。所选穴位常规消毒，针刺深度以得气为度，得气后在丝竹空施以意气行针法约 2 分钟，针入丝竹空后，手持针柄不动，意守针尖，持针逼气。须臾病儿自觉胸腹有气缓缓下行，至关元水平之处而止，口唇暗青好转，心胸顿畅。留针 1 小时，每日 1 次，共针治 9 次，癫痫发作得到控制；为巩固疗效，又连续针治 20 次；随访一年未发。

**精彩点评**：癫痫一证虽有气、血、痰、火、风诸方面因素，但笔者认为以"气机失调"为发病之关键，气机不畅可致血瘀、痰阻，可生火生风。北京金针王乐亭教授曾有"治风先治气，气行风自熄"之验谈，故治疗癫痫当以疏调气机为大法。以丝竹空为主穴，有本病取标之义，因手少阳三焦经为气机运行之通道。故气机失调，可取三焦经之标穴丝竹空。而施以意气行针法，可助调理三焦气机，以治其本。再配以养血柔肝之三阴交、太冲，健脾豁痰的阴陵泉、丰隆，宽胸下气之内关，治痫经验穴之鸠尾，以共奏调气、疏肝、豁痰、安神之效。

### 病案 3：奔豚气

骆某，女，53 岁，诉自觉腹中有气上冲心胸 2 年余，加重半个月。患者2年前无明显诱因自觉腹中有气上冲心胸，经多方治疗未愈，症状时发时止，因近半个月症状日渐加重而来诊。现患者自觉腹中有气上冲心胸，发作频繁，伴有心烦胸闷、潮热汗出，月经2年未行，舌淡红，苔薄黄，脉弦细。查体：腹平软，无压痛、反跳痛，未触及肿块。中医诊断：奔豚气（肝气上逆证）。西医诊断：更年期综合征。

**辨治思路**：笔者认为奔豚气以气机失调为发病关键。三焦气机失调，下焦之气上逆，故发为奔豚气。综观症、舌、脉，证属肝气上逆、气机失和，法当调理气机。取穴丝竹空，行常规消毒，针刺深度以得气为度，得气后施以意气行针法约2分钟，施针后患者顿觉腹中上逆之气下行，留针30分钟。针治3次后，症状发作次数骤减；再针治4次后，未再发作，复针3次以巩固疗效；随访未发。

**精彩点评**：女子以血为本，以肝为先天。肝藏血而主疏泄，喜条达而恶抑郁。该患者至更年期阶段，肝阴亏虚，肝失疏泄，气机失和，升降失常，气由下逆上，则见奔豚气。丝竹空为手少阳三焦经之末穴，与足少阳胆经相交接，联系着二经之经气，为手足少阳脉气之所发，而少阳之气主调畅内外、职司枢机，故该穴善于调和而治枢机不利所致诸疾，于此穴处施以意气行针法，可助调理三焦气机，使气机归于平顺。

## 第十一节 飞经走气四法

飞经走气四法首载于明代徐凤的《针灸大全·金针赋》，其言："若夫过关过节催运气，以飞经走气，其法有四。"即青龙摆尾、白虎摇头、苍龟探穴、赤凤迎源四种手法。何谓飞经走气？此处的"飞"一方面有迅速的意思，指的是运用以上四法可使针下之气沿经脉迅速地向远处传导，使气行如飞；另一方面针感的传导往往是显性和隐性交相出现，尤其是经过关节、胸胁等部位时，针感多为似断而续的跨越式，酷似中国书画笔法中的"飞白"。所以飞经走气是指运用针刺手法，使针下之经气迅速地循经远传，而在针感传导时呈显性和隐性交相传递的一种现象。飞经走气四法，主要用于"关节阻涩，气不过者"，通过运用这些手法可以促使经气通经过节而至病所。后世医家对此四种针刺手法的操作见解各有不同。笔者曾随津门针灸名家李毓麟教授学习，李老对于飞经走气四法的操作亦有独特的见解，且其方法简便易行，效果显著，故笔者临床亦按李老之法操作。

## 一、青龙摆尾法

青龙摆尾法，又称"苍龙摆尾法"，因其操作意在使针尖在腧穴内微微摆动，犹如青龙摆尾之状，故名，乃飞经走气四法中的第一法。《金针赋》所载的青龙摆尾法操作为"如扶船舵，不进不退，一左一右，慢慢拨动"。古今医家在继承徐凤青龙摆尾技术特点的基础上，结合自己的临床实践，对该法加以不同的改进。汪机《针灸问对》的青龙摆尾法增加了"行针之时，提针至天部"的步骤，意在运行卫气，并提出"每穴左右各摇五息"，对行针时间进行描述；李梴《医学入门》的青龙摆尾法提出扳倒针头的方法，向患侧部位行针，并配合九六补泻手法中的补法，意在加快经气循行速度；杨继洲《针灸大成》将该法称之为苍龙摆尾，提出针刺行针时，若经气不能直接通关接气可逆向关节行泻法以疏通经气，然后再向关节行补法，反复操作直至通经接气；现代医家在操作本法时还常常结合开阖补泻、呼吸补泻等补泻方法。虽然历代医家的操作方法各有特色，但对青龙摆尾的理解大多为将针柄如同掌舵一样左右摇摆拨动，形似青龙摆动长尾。李老认为本法操作时应当保持针体垂直不动，用手指拨动针身，使针尖在腧穴内微微摆动，形似青龙摆尾之态，而针柄丝毫无摆动之象。

### ☞ 操作方法

在得气守气基础上，意守针尖，刺手拇指、食指持住针柄，保持针体垂直不动，中指指腹按于针身上 1/3 处，均匀、轻微、缓慢、连续不断地拨动针身，使针尖在腧穴内微微摆动，似青龙摆尾之状，一呼一吸 4 次，连续 3~5 个呼吸。这样就可将经气输送到病所，使患者的症状随之缓解。

青龙摆尾法

☞ **手法要点**

（1）如扶船舵，不进不退。船舵是掌握船只前进方向的装置，掌舵之人在船只行驶时需要扶稳船舵，才能维持并随时改变船只的航向。同理，针是控制人体经气传导方向的工具，要想掌控经气的运行，就需要在进针得气后，用刺手的拇指、食指持住针柄，保持针体垂直不动，如扶船舵。船舵的功能是控制船体的左右转动，而不能控制船只的进退，所以，术者要全神贯注于针尖，紧紧地控制住经气，做到不进不退，切不可行提插手法，而使经气走失。

（2）一左一右，慢慢拨动。要想船只随心所欲沿着既定的方向航行，就需要通过缓慢、不断地左右转动船舵以正航向，任何一方用力不均都会导致航向偏离。同理，在针刺激发腧穴内经气的时候，需要用刺手的中指指腹均匀、轻微、缓慢、连续不断地拨动针身，使针尖在腧穴内缓慢、有节律地均匀摆动，从而激发和控制经气运行。拨动针身的频率为一呼一吸 4 次，一般连续拨动 3~5 个呼吸即可使经气传导。

（3）青龙摆尾。龙行则首尾相应，头身摆动则尾部方能随之而动，故操作时只有以中指指腹按于针身上 1/3 处进行拨动，才能依靠针体自身弹力而使针尖随之摆动。若于针身中、下 1/3 进行拨动，则难以达到针尖随之而摆动的效果。

☞ **功用特点**

本法以运行经气、通关过节为主，通过针尖将经气由所刺腧穴处输送到病所，临床多用于上病下取、前病后取治疗中，适宜于阴病阳治、下虚上实之证，可用于治疗五官疾病、关节痹痛、癥瘕积聚等经气痹阻所致病证。如治白内障取解溪、治飞蚊症取风府、治痛经取次髎、治肩关节周围炎取阳陵泉等。

☞ **注意事项**

（1）行针时，术者需要守神以体会针下之气，及时调整手法，必须保证经气勿失；患者亦需守神以感知经气运行。医患双方需密切配合。

（2）拨动针身需缓慢、均匀、持续，速度不可忽快忽慢，幅度不可忽大忽小，且操作时必须保持针柄垂直不动。

（3）需根据患者的胖瘦及穴位的部位而选用相应规格的针具，针刺深度以得气为度。

☞ **病案举例**

### 病案 1：早期白内障

刘某，男，67 岁，诉左眼视物模糊不清 5 月余。患者 5 个月前无明显诱因出现视物模糊之症，当时未予重视，后自觉视力较前下降，遂就诊于某眼科医院，诊为白内障（早期），予以中西药治疗，症状未见好转而来诊。现患者视物模糊不清，视力下降，可见视野内黑点，纳少，寐安，便溏，小便可，舌淡，苔白，脉沉细。中医诊断：圆翳内障（脾虚湿盛证）。西医诊断：白内障（早期）。

**辨治思路**：脾胃为水谷之海，现患者脾虚，一则气血生化不足，气血不能循经上行濡养双目；二则水聚为湿，浊邪害睛，故发为圆翳内障。综观症、舌、脉，证属脾虚湿盛，法当健脾祛湿。取穴：四白、足三里、阴陵泉、三阴交、解溪，所选穴位常规消毒，针刺深度以得气为度，其中解溪穴得气后施以青龙摆尾法，连续不断地拨动针身，一呼一吸 4 次，连续 5 个呼吸，留针 30 分钟，每日 1 次。针刺 2 周后，视物模糊明显改善，纳可，二便调。继前针刺 2 周，视物已正常。

**精彩点评**：足阳明胃经经脉循行入目内眦，为多气多血之经，解溪穴属胃经经气所行之经穴，其性属火，火为土之母，故刺之即可补其母，又可疏理胃经经气，引脾胃之经气充养头目，亦所谓"病在上者取之下""病在头者取之足是也"。

### 病案 2：飞蚊症

谢某，女，45 岁，诉左眼前黑花飞舞 1 月余。患者 1 个月前无明显诱因出现左眼前黑花飞舞之症，于某眼科医院行局部检查，未见异常，曾注射安妥碘，未见缓解而来诊。现患者左眼眼前有一黑点飞舞，时隐时现，劳累时尤甚，纳可，寐安，二便调，舌暗红，苔薄白，脉沉缓。查体：双眼视力均为 5.0，外眼正常，眼底未见异常。中医诊断：云雾移睛（浊邪害清证）。西医诊断：飞蚊症。

**辨治思路**：窍位为阴，需得精血的濡养、阳气的温煦。该患者年近五旬，清窍失养，浊邪害清，故发为飞蚊症。法当熄风化浊。取风府穴，行常规消毒，针刺深度以得气为度，得气后施以青龙摆尾法，连续不断地拨动针身，一呼一吸 4 次，连续 5 个呼吸，留针 30 分钟。首次治疗后症状好转，眼前黑点飞舞频率减少，10 次治疗后症状消失，随访未再复发。

**精彩点评**：风府位居督脉之上，为足太阳、督脉、阳维脉之交会穴。《素问·骨空论》曰："督脉者……与太阳起于目内眦，上额交巅上，入络脑。"《灵枢·大惑论》曰："五脏六腑之精气，皆上注于目而为之精。精之窠为眼……裹撷筋骨血气之精，而与脉并为系，上属于脑，后出于项中。"飞蚊症以眼前见黑点飞舞，犹如飞蚊，故名，是为动病，风性主动。笔者认为风府为风居之府，又为眼目之窗，为风证要穴，故能疗目疾之飞蚊症，临床用之，可谓屡用屡验。

## 二、白虎摇头法

白虎摇头法，又称赤凤摇头法，因操作时针柄缓慢、轻微摆动，犹如白虎摇头之状，故名，乃飞经走气四法中的第二法。《金针赋》所载的白虎摇头法操作为"似手摇铃，退方进圆，兼之左右，摇而振之"。古今医家对于本法的操作各有不同的见解，汪机认为"退方进圆"中"方"指左转、插针，"圆"指右转、提针，提出了行针的深度要求，即"行针之时，插针地部"，并认为本法有"行荣"的作用，因为"白虎摇头行血，虎为阴属之故"；李梃认为青龙摆尾可行气，白虎摇头可行血，在操作上强调"摇橹"之法；杨继洲在操作中配合左侧押手，按在针穴的上方或下方，以此来控制经气流行方向，并指出本法为泻法。李老在传统操作方法的基础上进一步精简，忽略退方进圆，直刺进针得气后，上下、左右摇摆针柄以使针感扩散。

☞ **操作方法**

在得气守气基础上，意守针尖，刺手拇指、食指持住针柄，保持针体垂直不动，中指指腹与无名指指背夹持住针身，用腕力上下、左右，均匀、轻微、缓慢、连续不断地摇摆针柄，则针柄摆动，一呼一吸 4 次，连续 3~5 个呼吸。这样就可将经气扩散到针刺处的上下左右，而患者则自觉针感向上下、左右扩散。

白虎摇头法

☞ **手法要点**

（1）似手摇铃，退方进圆，兼之左右，摇而振之。手摇铃包括手柄、铃身和击锤三个部分，用手摇铃时，需先紧握手柄，固定铃身，如此方可把握击锤击打的方向。同理，针柄即铃之手柄，针身即铃身，运用此法需先用刺手拇指、食指持住针柄，保持针体垂直不动，中指指腹与无名指指背夹持住针身，以便控制经气运行扩散。摇铃时需持手柄摇动铃身，且手腕部常常伴有振动的动作，以使击打锤利用惯性有力地撞击铃壁。同理，本法在操作时亦需摇动针柄，通过针柄的摇动并依靠针体弹力带动针尖以使针尖摆动，使经气扩散。摇铃轨迹为前后或左右时较易使击锤垂直撞击铃壁而出声，且频率均匀持续方可使铃声连续不断，故在运针之时，亦需上下、左右均匀连续不断地摇摆针柄。一般摇摆针柄的频率为一呼一吸4次，连续3~5个呼吸。

（2）白虎摇头。虎的体态雄伟，故其摇头时只能轻微缓慢，如此方能显其威严之姿。若以针柄象虎之头，则在摇动针柄时亦应缓慢、轻微，从而易于激发经气。

☞ **功用特点**

调动、催动经气向所刺处的上下、左右扩散，以扩大经气运行的范围，临床多用于旁病中取治疗中，适宜于经脉痹阻不通之实证，可用于治疗风寒痹证、颈项挛急、高热烦躁等。如面神经麻痹取阳白、四白穴，颈椎病取落枕穴，中风偏瘫痉挛状态取项腹针（见第七章）等。

**注意事项**

（1）本法宜用于四肢肌肉丰厚处的穴位，如合谷、曲池、足三里等。

（2）操作时针体需保持直立，依靠腕力摇动针柄。

（3）摇动针柄时需缓慢、均匀、轻微、持续，且前后、左右对称。

☞ **病案举例**

李某，女，46岁，诉右侧口眼㖞斜3月余。患者3个月前因沐浴后受凉而致右侧口眼㖞斜，经多方治疗效果不明显而来诊。现患者口眼㖞斜，迎风流泪，食饮则存于颊肌与牙龈之间，不能皱眉鼓腮，漱口漏水，舌暗淡，苔白，脉沉细。查体：Bell征阳性，船帆征阳性。中医诊断：吊线风（气虚血瘀证）。西医诊断：面神经麻痹。

**辨治思路**：面瘫后期，外邪已却，经气已虚，络脉瘀阻甚重，正虚瘀尤在，故面部肌肉仍纵缓不收。综观症、舌、脉，证属气虚血瘀，法当益气活血、通经活络。取穴：攒竹、丝竹空、听宫、下关、颧髎、迎香、地仓透颊车、合谷、患侧支沟、阳白、四白。所选穴位常规消毒，针刺深度以得气为度，其中阳白、四白得气后施以白虎摇头法约2分钟，使针感向上、下、左、右扩散，并于阳白→四白，地仓→颊车通以电针，频率为50

赫兹，电流强度为2毫安，留针40分钟，每日1次，经2个月针刺治疗后而告愈。

**精彩点评**：面瘫后期治疗重在通调局部络脉之经气，使经气调畅，筋脉得养，纵缓之肌肉得收。于面部肌肉菲薄处施以白虎摇头法，意在加强鼓动面部络脉之经气，使经气扩散、气血调和、筋脉得濡，并辅以电针，加大刺激量，以祛瘀通络，立意于通。

### 三、苍龟探穴法

苍龟探穴法，因操作时缓慢将针下推，形似乌龟入土探穴之象，故名，乃飞经走气四法中的第三法。《金针赋》所载的苍龟探穴操作为"如入土之象，一退三进，钻剔四方"。汪机在《金针赋》的基础上，又发展出了两种操作方法：其一，针直刺进地部得气后提到天部，分上、下、左、右四个方向斜刺或平刺探刺，向上下探刺时用提插法，向左右探刺时用捻转法；其二，在天、人、地三部均以直刺为主，行"三进一退"，至地部时左盘并行剔法。李梴在《医学入门》中论述了另一种操作方法，先直刺进入天部后，扳倒针柄，于每个方向行"一退三进四剔"的操作，且在三进中第一进向上剔，第二进向下剔，第三进向左又向右钻剔。李老对传统操作方法中的"一退三进，钻剔四方"进行了精简，直刺进针得气后，稍微将针上提，再缓慢将针下推，即可推动经气运行。

### ☞ 操作方法

在得气守气基础上，意守针尖，刺手拇指、食指、中指持住针柄与针身交界之处，保持针体垂直不动，快速稍微将针上提，稍停片刻，再缓慢着力将针向下探推，持续3~5个呼吸。这样就可将经气推动到病所，使患者病证随之减轻。

苍龟探穴法

☞ **手法要点**

"苍龟探穴，如入土之象，一退三进，钻剔四方"。本法的宗旨在"探"，即缓慢搜寻之意。龟乃体态笨拙、行动迟缓之物，其入土探穴需先保持身体平衡，故针刺时需用刺手拇指、食指、中指持住针柄与针身交界之处，保持针体垂直不动。龟入土探穴的关键在于头和爪的配合，首先需用爪往后刨土，使其有一向下的反作用力以助其入土，待身体稳定后，再用其头颈部缓慢向下探索。同理，在针刺时，也需"一退三进"，其中"一"和"三"为相对而言，"一"可理解为快速，而"三"可理解为缓慢，故本法操作时需快速稍微将针上提，稍停片刻，再缓慢着力将针下推，以搜寻激发经气，与"钻剔四方"之旨相合，而非指向上、下、左、右四个方向探刺。

☞ **功用特点**

通过针尖将经气由所刺腧穴处向前、向上或向后、向下运行，输送到病所，临床多用于麻者上取、痛者下取治疗中，适宜于经气痹阻不通、麻痹疼痛之症。如头痛取昆仑、丘墟，下肢麻木取肾俞、大肠俞等。

☞ **注意事项**

（1）本法宜用于肌肉丰厚处之穴位，头面等肌肉浅薄处穴位不宜使用。

（2）本法操作全程须谨守经气，开始虽要快速将针上提，但注意控制幅度，不宜过大，上提后稍停片刻，留意手下针感，确保经气勿失后，方可将针缓慢下推，以推动经气。

☞ **病案举例**

赵某，男，45岁，诉左侧头部及枕部疼痛3天。患者于3天前因受风后出现左侧头部及枕部疼痛，自服复方对乙酰氨基酚片治疗，疼痛未见明显好转而来诊。现患者左侧头部及枕部疼痛，以跳痛为主，纳可，心烦寐差，大便两日一行，质干，小便调，舌暗红，苔薄，脉弦。中医诊断：头痛（瘀血阻络证）。西医诊断：血管性头痛。

**辨治思路**：患者后头部及侧头部疼痛，知其为足太阳膀胱经与足少阳胆经二经并病。外邪侵袭，经气运行不畅，经脉痹阻，故头痛。综观症、舌、脉，证属瘀血阻络，法当调和气血、疏通经络。取穴：患侧风池、丘墟、昆仑。所选穴位常规消毒，针刺深度以得气为度，得气后施以苍龟探穴法约2分钟，留针30分钟，每日1次。患者经2次治疗后，头痛消失。

**精彩点评**：根据根结理论，头部病证，可取其根——四肢部腧穴治之，故取足太阳膀胱经之经穴昆仑合足少阳胆经之原穴丘墟，施以苍龟探穴之法，可疏通两经经气，催经气上行，通利头窍，通经止痛，治其标，亦含"痛者下取""病在头者，取之足"之意。

## 四、赤凤迎源法

赤凤迎源法，又称凤凰展翅法，因操作时上提下插针体，中指、无名指、小指微屈微伸，形似凤凰展翅飞翔之状，故名，乃飞经走气四法中的第四法。《金针赋》所载的赤凤迎源法的操作为"展翅之仪，入针至地，提针至天，候针自摇，复进其原，上下左右，四围飞旋，病在上吸而退之，病在下呼而进之"。汪机在《金针赋》的基础上有所创新，其操作在提针回人部后将针尖向左旋并按搓以激发经气，并提出本法以"行络脉"为主。李梴在《金针赋》的基础上依据病位的上下及患者的呼吸进退针。李老对传统操作方法中的"候针自摇""四围飞旋"及"病在上吸而退之，病在下呼而进之"进行了精简，直刺进针得气后，稍微将针上提，再将针体上、下、左、右下插，以激发经气运行。

### ☞ 操作方法

在得气守气基础上，意守针尖，刺手拇指、食指持住针柄，中指、无名指、小指微屈，保持针体垂直不动，轻微、缓慢地将针上提，稍停片刻，再用腕力连同中指、无名指、小指微伸带动针体着力向上下、左右下插，如此上提下插，中指、无名指、小指有节奏地微屈微伸，持续3~5个呼吸。这样就可将经气输送到病所，从而使患者病证随之减轻。

赤凤迎源法

☞ **手法要点**

"赤凤迎源，展翅之仪，入针至地，提针至天""上下左右，四围飞旋"。赤凤为神鸟，乃传说中的百鸟之王。"赤凤迎源"是指赤凤迎着水源翩翩起舞的样子。赤凤起舞须借双翅扑动之力，而当其起舞之前需内收双翅，使身体保持平稳。同理，针刺时需先以刺手拇指、食指夹持住针柄，中指、无名指、小指微屈，形似双翅内收之态，保持针体垂直不动。因赤凤迎着水源起舞，一方面因水之浮力而使身体上浮，另一方面需于水中保持平稳，故针刺操作时，需轻微、缓慢地将针上提，稍停片刻，待针下经气稳定后，再行后续手法。所谓"展翅之仪"指的是赤凤起舞时翅翼上下煽动、左右翻飞的样子。当鸟类跃起时须借翅翼向下煽动之反作用力，而欲着陆时往往翅翼外展以维持身体平衡。将拇指、食指夹持针柄之姿势视作凤身，中指、无名指、小指视作凤翅，则当用腕力带动针体上提时，中指、无名指、小指微屈，针体下插时，中指、无名指、小指微伸。如此上下、左右上提下插，如同"四围飞旋"之态，共持续 3~5 个呼吸。

☞ **功用特点**

通过针尖将经气由所刺腧穴处向左或向右运行，输送到病所，临床多用于旁病中取、上病下取、下病上取治疗中，适宜于久病顽疾。如颤证取大椎、筋缩，膝关节鼠取手三里，足跟痛取大陵等。

☞ **注意事项**

（1）本法宜用于肌肉丰厚处之穴位。

（2）本法操作亦须谨守经气，将针上提时需缓慢、轻微，但注意控制幅度，不宜过大。操作过程中时刻留意手下针感，确保经气勿失后，稍停片刻，方可进行后续操作。

（3）本法操作时应缓慢均匀，灵敏柔和。

☞ 病案举例

王某，女，34岁，诉双手平举或持物时颤动不已3年余。患者3年前无明显诱因地出现双手颤抖，后逐渐加重，经多方治疗均未奏效而来诊。现患者双手平举、持物或精神紧张时颤抖不已，震颤快速、幅度小而无规律，不能自制，伴有心悸、失眠，平素月经量少、色淡，舌淡，苔白，脉沉。查体：深浅感觉均对称存在，指鼻试验、轮替动作均为阳性。中医诊断：颤证（血虚风动证）。西医诊断：特发性震颤。

**辨治思路**：患者平素月经量少、色淡，可知其阴血素虚。阴血亏虚，血虚生风，故震颤。综观症、舌、脉，证属血虚风动，法当养血熄风、通督镇静。取穴：血海、足三里、三阴交、太冲，并在督脉上寻找镇静点。因患者震颤幅度小而无规律，遂令其双手向前平举，并置一张纸于其双手之上，通过观察纸张的振动幅度判断震颤之轻重。然后术者以拇指沿着督脉由上而下揣穴以寻找具有镇静作用的腧穴，当揣于大椎、筋缩二穴时，震颤明显缓解，故取二穴治之。所选穴位常规消毒，针刺深度以得气为度，其中大椎、筋缩得气后施以赤凤迎源法约2分钟，施术毕，手颤即止，留针40分钟。以本法连续针治16次后，诸症尽除；随访一年，病未复发。

**精彩点评**：颤证属于动病，动极者镇之以静。督脉者，总督诸经，为阳脉之海，而阳主动。大椎位于督脉之高点，为全身阳气之所聚，刺之能通督镇静，凡阴阳交争、阳气亢奋之证，皆可治之；筋缩为督脉脉气之所发，与肝气相通，功善舒筋缓急，为治疗筋脉痉挛抽搐之主穴、要穴。于此二穴处施以赤凤迎源法即可通阳以柔筋，又可泻阳以和阴，使阴平阳秘，颤证自除。

## 第十二节 导气法

导气法是一种利用双手不同的协调动作来导引经气通关过节，向一定方向运行的针刺手法。该法始见于《灵枢·五乱》，其言："五乱者，刺之有道乎？……徐入徐出，谓之导气；补泻无形，谓之同精。是非有余不足也，乱气之相交也。"五乱病因非邪气盛，亦非经气夺，乃气机逆乱，故以徐入徐出之导气法治之。

☞ **操作方法**

进针至穴位一定深度后，用均匀、缓慢、平和的手法，边提插边捻转。上提与下插，左转与右转的力度、幅度、速度均相等，待针下得气即止，留针后出针。

☞ **手法要点**

本法操作要点是把握速度、力度、幅度的平和。要注意双手协调，刺手保持针体垂直不动，上下提插与左右捻转的速度相同，力度均衡，幅度一致，意在徐徐引导，使气和缓，控制经气，而非提插及捻转补泻之操作。此外，在针刺的同时，也可以用押手的腕力均匀连续地叩击按压，促进经气运行。

☞ **功用特点**

本法可加强针感，激发经气感传，使针感保持一定强度和时间，还可以使气至病所，导引经气通关过节，向一定方向运行。

☞ **注意事项**

（1）本法操作时，不论是进针、退针，还是提插、捻转，必须用力柔和、均匀。

（2）本法操作时，以患者感到针下舒适的刺激量为度。

（3）根据不同情况，决定留针与否及留针时间。

☞ **病案举例**

吴某，女，56岁，诉周身痒麻似有虫行感半年余。患者半年前无明显诱因地自觉周身痒麻，如有虫行之感，曾经中西医治疗未效，因症状日渐加重而来诊。现患者周身痒麻，如有虫行，夜间尤甚，夜寐不安，大便干，纳可，舌淡，苔白，脉沉细。中医诊断：身痒（气血亏虚型）。西医诊断：瘾症。

**辨治思路**：《杂病广要》记载："经曰：诸痒为虚，血不荣肌腠，所以痒也，当以滋补药以养阴血。血和肌润，痒自不作矣。"患者乃气血不足，肌腠不能濡养，故周身痒麻。综观症、舌、脉，证属气血亏虚，法当益气养血。取穴：迎香、大包。所选穴位常规消毒，针刺深度以得气为度，得气后行导气法，留针40分钟，每日1次。患者经针治1次即病去大半，复如法针治4次而病愈。

**精彩点评**：大包为脾经之大络，网络着全身之络脉，而脾主身之肌肉，为气血生化之源，故补之可调和周身络脉之气血；配以多气多血之手足阳明经交会穴迎香，以调和手足阳明经脉之气血，助大包养血和血之功。《十四经要穴主治歌》曰："迎香主刺鼻失臭，兼刺面痒若虫行。"于二穴之处施以手法均匀、缓慢、平和之导气法，意在"同精导气"、调和气血，可谓验证。

## 一、龙虎升腾法

龙虎升腾法，又称龙虎飞腾法、龙虎升降法，因行此手法可使经气上行下达，似龙飞虎腾之象，故名。该法首载于明代徐凤的《针灸大全·金针赋》，其记载："龙虎升腾之法，按之在前，使气在后；按之在后，使气在前。运气走至疼痛之所，以纳气之法，扶针直插，复向下纳，使气不回。"可见本法最初主要是运行经气，使气至病所，用于治疗各种痛证。《针灸大成》《针灸问对》等均对本法有所记载，但操作方法各不相同，说明医家对于本法有着不同的理解。汪机在《金针赋》操作的基础上进一步分天、地二部操作，并加入了盘法、按法、弩法，将"龙虎"理解为针刺操作时的"九六"之数，即青龙属阳、为九，白虎属阴、为六。具体操作是将针刺入天部，先向左盘按，再向右盘按，然后做弩法，即将针插直后，用手中指拨动针柄，如拨弩机的形状，共弩九次；然后将针插入地部，施左右盘提法，再做弩法六次。在操作的同时用左手控制针感方向，欲使气在前，按之在后；欲使气在后，按之在前。杨继洲则认为本法主要为提插、捻转相结合的手法，并加入了左右手换手的操作。具体操作分天、人、地三部进行，先用右手持针，大指向前、食指向后捻转进入天部，然后换左手大指向前捻，再向左向右捻转针体，捻后先向下插按针体，再向上提针体，如此反复操作以激发经气。恩师李毓麟教授对于本法的操作则谨遵《金针赋》原意，简便易行，具有很好的疗效。

☞ **操作方法**

在得气基础上，刺手持针，保持针体垂直不动，手法要点要注意"提、推"与"提、压"。欲使经气上行，刺手将针稍微上提，针尖略向上，同时用押手拇指轻压针后；反之，欲使经气下行，刺手将针稍微上提，针尖略向下，同时用押手食指轻压针前。如此，经气上行似龙飞升天，经气下行似虎腾下山。这样就可将经气上行下达，输送到病所。

龙虎升腾法

☞ **手法要点**

（1）针尖方向的调整。垂直进针得气后，若要调整经气运行方向，需要首先用刺手将针尖上提，以利于调整针尖方向，上提幅度不宜过大，以确保经气勿失。

（2）押手方向的变化。押手在控制经气传导的过程中发挥着重要的作用，在本手法中主要起到阻断经气运行的作用。要掌握好押手按压的力度，即持久、柔和、均匀、有力。

☞ **功用特点**

利用押手的动作，控制经气传导的方向，或向上或向下运行，使气最终达于病所，临床多用于通关过节、通经接气治疗中，适宜于经气郁滞不畅所致之症。

☞ **注意事项**

（1）本法宜用于肌肉丰厚处及四肢远端穴位。

（2）本法操作时针尖调整的幅度不宜过大，只是向经气传导的方向略偏；押手按压的力度也不宜过强，以防止经气耗散而不利于传导。

☞ **病案举例**

霍某，女，51岁，诉右膝关节疼痛月余。患者右膝关节疼痛，蹲起活动受阻已10年。1个月前因冒雨蹬车后，突然出现右膝关节僵直，右腿不能行走，剧痛难忍，多方治疗无效而来诊。现患者右膝关节周围肿胀，屈伸不利，右腿不能行走、无法完全伸直，伸直时感觉到小腿前部胫骨受阻、剧痛难忍、得热则舒。舌暗，苔白，脉弦紧。查体：右膝关节肿大变形，活动受限；浮髌试验阳性；X线片示骨质退行性病变，游离骨赘。中医诊断：痛痹（寒凝血瘀证）。西医诊断：膝关节鼠。

**辨治思路**：患者因感寒后突发右膝关节疼痛，因寒性凝滞，血行瘀阻，不通则痛，故右膝关节疼痛。综观症、舌、脉，证属寒凝血瘀，法当通关利节。取同侧手三里，所选穴位常规消毒，针刺深度以得气为度，得气后施以龙虎升腾法5次，并嘱患者活动患侧膝关节，幅度由小慢慢加大，留针30分钟，留针中每5分钟行针1次。首次治疗后，膝关节即能活动，疼痛顿减，连续治疗3次膝关节活动如常。

**精彩点评**：所谓的"关节鼠"，是指关节有退行病变或损伤时，从关节内的组织上脱落下来的组织碎片。这些组织碎片形态各异，生性"滑头滑脑",尤其是质地较硬的游离体,滑动性很大,在关节腔内窜来窜去,如同上蹿下跳的老鼠,故得此诨名。手三里功善通关利节,长于治疗关节病。依据"左病取右,右病取左,上病下取,下病上取"的取穴原理,采用龙虎升腾法刺手三里,配以患者活动病变处,确有通关利节、行气化瘀止痛之功。急性期施以此法,关节疼痛能立马缓解;慢性期施以此法也有化瘀消肿之功。效贵神速,此法有口服药无法比拟的效果。

## 二、龙虎交战法

龙虎交战法中,"龙"为青龙,乃东方星象之征,方向在左;"虎"为白虎,乃西方星象之征,方向在右。古人记载:"左青龙,右白虎。"此处乃借龙虎比象针柄之左右捻转,所谓"龙虎交战"即为针刺得气后针柄向左右交替捻转的手法。该法首载于明代徐凤的《针灸大全·金针赋》,其云:"龙虎交战,左捻九而右捻六,是亦住痛之针。"本法一般操作是先向左捻转九次或九的倍数,后向右捻转六次或六的倍数,主要用于治疗各种痛证。《针灸大成》《针灸问对》《医学入门》对本法的操作均有所发展。《针灸大成》分别于天、人、地三部进行一补一泻;《针灸问对》则加入了青龙摆尾和白虎摇头手法;《医学入门》则认为本法应根据疾病的寒热属性进行,操作时主要分深浅两部进行九六倍数的捻转。李老在传统操作方法的基础上进行改良,将针刺层次及捻转次数简化为均匀小幅度的提插捻转,并加入了循经叩击的操作,以便于疏通经气,方法简便易行。

### ☞ 操作方法

在得气基础上,刺手持针,保持针体垂直不动,着力地紧按慢提,均匀、小幅度地提插捻转。手法要点要注意体现押手的"引导"作用,用押手小鱼际部自针前沿着经脉向心方向由重渐轻地叩击,然后再自针后沿着经脉离心方向由重渐轻地叩击,使交争于针下的经气和邪气分开,疏导经气上行下走。

龙虎交战法

☞ **手法要点**

（1）押手与刺手协调配合。本针法与传统操作不同的地方主要在于押手与刺手的相互配合。当刺手持针进行提插捻转手法操作时，押手需对针刺腧穴所属的经脉进行叩击，以加强疏通经气、激发经气的作用。

（2）速度、幅度及力度的协调。本手法为提插捻转相结合的复式手法，单就提插的手法而言，需注意提插速度的变化，应为紧按慢提，为传统提插补法的操作，且应为小幅度；配合上捻转手法形成复合手法后，需注意每个手法之间的均匀协调。就押手而言，叩击应以所刺的腧穴为中心，越是远离腧穴的经脉线，叩击力度越小，通过力度的协调变化来着重激发穴区经气，进而促进经脉线上经气的畅通。

☞ **功用特点**

利用双手协调配合的动作，使经气通过阻碍，上下运行，分消其交争之势，临床多用于通关过节、通经接气治疗中，适宜于经气郁滞不畅所致病变部位较广之证。

☞ **注意事项**

（1）本法适用于肌肉丰厚处，不适用于脏器附近及肌肉薄弱之部位。

（2）本法为提插捻转相结合的复式手法，刺激量相对较大，对于体质虚弱的患者不宜使用。

（3）沿经脉叩击时要注意力度。

☞ **病案举例**

赵某，男，32岁，诉呃逆频作1天。患者昨日因过食生冷致呃逆频作，自服胃肠安丸，症状未见缓解而来诊。现患者呃逆频作，脘腹胀满，胃脘畏寒，喜热饮，夜寐欠安，大便溏，小便可，舌暗淡，苔薄白，脉沉弦。中医诊断：呃逆（寒湿中阻证）。西医诊断：膈肌痉挛。

**辨治思路**：患者过食生冷，损伤中焦阳气，清阳不升，故便溏；浊阴不降，胃气上逆，故呃逆频作。综观症、舌、脉，证属寒湿中阻、中焦气机升降失常，法当和胃降逆。取穴：中脘、内关、足三里。所选穴位常规消毒，针刺深度以得气为度，得气后中脘施以龙虎交战法约2分钟，使针感于中脘穴沿经络上下扩散，留针30分钟。患者针后呃逆停止，脘腹胀满减轻。次日复诊，呃逆偶发，继以前法治疗，呃逆未再发，诸症消失。

**精彩点评**：呃逆病位在膈，而关乎五脏，有寒、热、虚、实之分，治当详辨，然总不离乎胃气上逆动膈，而以理气和胃降逆为大法。正如《景岳全书·呃逆》所云："致呃之由，总由气逆。气逆于上，则直冲于上，无气则无呃，无阳亦无呃，此病呃之源所以必由气也。""凡杂证之呃，虽由气逆，然有兼寒者，有兼热者，有因食滞而逆者，有因气滞而逆者，有因中气虚而逆者，有因阴气竭而逆者。但察其因而治其气，自无不愈。"该患者乃过食生冷，损伤中焦，影响脾胃气机升降而生呃逆。笔者认为，中脘穴乃足阳明胃经经气汇聚之募穴、八会穴之腑会，性主调和，功善升清降浊，凡中焦升降失常之疾，必以主之。如笔者所创的调理脾胃针法即以中脘为主穴，刺该穴，施以龙虎交战之法，以调节中焦逆乱之气机、和胃降逆治其机，再配伍内关以宽胸理气和胃，足三里健脾和胃，则胃和气顺，而呃逆自止。

## 三、子午捣臼法

子午捣臼法中，"子"为夜半，"午"为正午。此处的"子午"乃借时间之环周运转来比喻手法之左右捻转；"捣臼"为古时用杵舂米之状，借以比象手法之提插。故本法为提插、捻转手法相结合的复合式手法。该法首载于明代徐凤《针灸大全·金针赋》，其云："子午捣臼，水蛊膈气，落穴之后，调气均匀，行针上下，九入六出，左右转之，十遭自平。"可见本法最初主要用于治疗水肿、臌胀之疾。《针灸大成》《针灸聚英》等均对本法有所记载，其操作方法大致相同，都分天、地、人三部操作：进针时每部三进，紧按慢提，配合捻转；出针时每部二退，紧提慢按，配合捻转。李老对本法的操作步骤进行了简化，将传统的"九进六退"改良为小幅度、均匀地提插捻转，同样具有很好的疗效。

☞ **操作方法**

在得气守气基础上，意守针尖，刺手拇指、食指、中指持针，保持针体垂直不动，拇指小幅度、均匀地向前捻插，向后转提，手法要点要注意体现一个"捣"字，即运用腕力进行提插，其形似小鸟食饵之状，持续数分钟，这样就可将经气推送到病所。

子午捣臼法

☞ **手法要点**

（1）舂米时用杵垂直击打臼内谷物，方能保证力量准确、充分作用于稻谷。同理，针刺之时需先保持针体垂直，一方面可以准确地刺入到穴位，另一方面便于进行后续提插、捻转手法的操作。

（2）在行针操作时，除注重手指的提插、捻转协调配合外，更强调与腕力的协同配合，要出现如鸟食饵之状。本手法忽略了传统操作中的"九入六出"以及徐疾补泻，而采用拇指小幅度、均匀地向前捻插，向后转提，方便操作，便于调气。

☞ 功用特点

通过针尖将经气沿着经脉循行路线上下运行，达于病所，临床多用于循经取穴、辨证取穴治疗中，适用于各种疾病属实之证。

☞ 注意事项

（1）由于要进行频繁的提插、捻转手法，故需先明确穴位深浅，并且在操作过程中要确保针下之气勿失。

（2）本法要求调气均匀，切忌手法过重、强弱不等，要均匀协调，且幅度要小。

☞ 病案举例

王某，女，64岁，家属代诉失语1小时。患者1小时前因突受惊吓致失语而来诊。现患者神清，反应灵敏，烦躁欲哭，欲言而失语，舌红，苔白，脉弦数。查体：心率102次/分，血压160/90 mmHg；头颅磁共振（MRI）未见出血及梗死灶；四肢肌力正常，病理反射未引出。中医诊断：失音（气郁神伤证）。西医诊断：癔症性失语。

**辨治思路**：患者骤然受惊，惊则气乱，神惮散而不收，神不御气则失音。综观症、舌、脉，证属气郁神伤，法当开窍醒神。取水沟穴，穴位常规消毒，针刺深度以得气为度，得气后施以子午捣臼法约2分钟，并鼓励患者发声说话，施术之初患者喑喑难语，继而声音喃喃欲出，再而呀呀出声。施术5~6分钟后，患者突然喷薄嚎啕，诸症痊愈。

**精彩点评**：《灵枢·本神》记载："怵惕思虑者则伤神……因哀悲动中者，竭绝而失生。……愁忧者，气闭塞而不行。盛怒者，迷惑而不治。恐惧者，神荡惮而不收。"本病针刺关键在于开窍醒神，使神气相随，则失音自愈。水沟穴功善启闭开窍而醒神，施以子午捣臼之法，意在加强其启闭开窍之功，从而充分发挥其醒神的作用。

# 第十三节　透穴法

透穴法是指一针多穴（或多经）的刺透手法，属于在进针方向、深度上变化的毫针刺法之一。在我国，透穴针法有着悠久的历史，现已广泛应用于临床。

☞ **操作方法**

（1）浅刺横透法。将毫针刺入所选腧穴内，待得气后，将针提至皮下，再将针尖沿皮刺向所要透的本经或他经的腧穴。

（2）深刺直透法。将毫针刺入所选的腧穴，候针得气后，再使针尖引导着经气，直接刺向所要透之腧穴。

**透穴法**

☞ **手法要点**

本法操作要点是手法要轻、准，透穴要得气。透穴之法，涉及多经，而经络藏于分肉血脉之间不得见，故进针之前，需深谙经脉之走形、孔穴之所在，手法宜轻、宜准，则透穴无痛，亦不伤他经。此外，"刺之要，气至而有效"，故所透之穴，亦需得气，不可针锋不及所透之穴，甚或未觉得气而止针。

☞ **功用特点**

（1）加强了经脉之间的联系，扩大了针刺的主治范围。由一经经穴透刺另一经或多经经穴，可使脏腑与经络、经络与经络、腧穴与腧穴之间的经气得以沟通，营卫气血通畅，加强了两经或多经间的联系，从而使治疗范围更加广泛。

（2）加强了刺激量，提高了针刺效应。由于透穴针法是从一穴入，然后可向其他各个方向透刺，一针透两穴或数穴，加强了对经络的刺激，使经气传导快而广泛，又加强了对各经经气的调节作用，从而提高了针刺效应，能收到事半功倍之效。同时减少了刺破皮表的次数，避免多穴多针给患者带来的痛苦和损伤，尤其对不了解针术者，既避免了多针的恐惧，又达到了针刺多穴的效果。

（3）方法简便，操作容易。透穴针法很少使用复杂的复式手法，一般多用平补平泻手法或迎随、徐疾、提插、捻转等单式补泻手法。从透穴针法本身操作来说，就是采用不同方向、角度和深度以同一针作用于两个穴或数个穴的针刺手法。由此可见，本法具有简便易行的特点。

（4）针刺点少，作用面宽。透穴针法由一穴进针，针刺点少，然后以不同角度、方向向本经或他经透针，加强了刺激面，使经气感应（得气）加强，作用面加宽。

☞ **注意事项**

（1）年老体弱者、精神紧张者、精神分裂症不能自制的患者、神清但不合作的病孩（如小儿舞蹈病病孩）等均不宜使用。

（2）使用透穴针法时，要结合病情和透穴针法的特点，恰当施用手法。补泻必施则施，可不用则尽量不用。

（3）一般深刺直透法用于四肢部，绝对不能用于头面、胸背及项部。

（4）使用透穴针法时，要注意避开血管，防止造成血肿。

☞ **透穴针法的临床应用**

1. 浅刺横透法的应用

浅刺横透法主要用于头面部、胸背部、颈部以及四肢肌肉较薄之处。如头部之曲差透头临泣，面部之地仓透颊车或颊车透地仓，四肢肌肉较薄处之列缺透太渊。

（1）曲差透头临泣主治偏头痛、鼻目疾患。本法所治之症，多为少阳风热上扰，侵及太阳经脉，经气阻滞所致。取曲差透头临泣，施以平补平泻手法。曲差属足太阳膀胱经，头临泣属足少阳胆经，借膀胱经之支脉与膀胱经相交会。《针灸甲乙经》云："膀胱足太阳之脉……其支者，从巅至耳上角。"又云："临泣……足太阳、少阳、阳维之会。"刺曲差可疏通足太阳经气，而抵御足少阳胆经上扰之邪，透头临泣可祛散风热，使二经之邪从额角处得以解散，则头痛鼻口之疾自除。

（2）地仓透颊车主治口眼㖞斜。本症多因脉络空虚，风邪侵袭，阻滞经气，经筋失养，肌肉纵缓不收所致。取地仓透颊车是随着经脉走向而刺，意在"随而济之"，以扶正祛邪。地仓位于胃经，为手足阳明经、任脉、阳跷之所会，颊车亦属胃经，邪在颜面肌表，取地仓针尖向外顺着本经横透颊车，以助宣导经气，疏散风邪。地仓透颊车为治疗本病有效之法。

（3）颊车透地仓主治口眼㖞斜伴有颊肿者。本症多因疫毒侵犯足阳明胃经，湿热困阻经脉，筋脉纵缓不收或壅遏而致。取颊车透地仓是迎着经脉走向而刺，意在"迎而夺之"，以疏散在胃经之湿热蕴毒，湿去热散则经络自畅，筋纵得收，邪壅得散，颊肿、口眼㖞斜则愈。

（4）列缺透太渊主治外邪咳嗽。本症是由于客感外束，壅遏肺气，宣降失常而致。取列缺透太渊，是随着经脉循行而刺，意在"随而济之"，以助宣肺解表，使邪从外解。列缺为肺经之络穴，联络着互为表里之大肠经。肺主气，大肠主传导，肺经实证当泻大肠，故表实咳嗽取络穴列缺，以宣降肺气，顺经刺透本经之原穴太渊，以助肺气，刺一经原络二穴，宣通肺气之力更强，可发汗解表，使邪从皮毛而出，而咳嗽自除。

2. 深刺直透法的应用

本法多用于四肢部。如上肢之支沟透间使、内关透外关，下肢之阴陵泉透阳陵泉、昆仑透太溪、绝骨透三阴交等。

（1）支沟透间使治吐利或吐恶便秘。本症多由饮食不节或情志不畅，使肠胃受伤、运化失常、气机不利、升降失司、清浊相干所致。取支沟透间使是阳经透向阴经，有从阳引阴之意。支沟属手少阳三焦经，间使属手厥阴心包经，二经互为表里，又皆为五输穴中之经穴，针支沟直透间使，以疏调二经经气，使三焦气机升降有序，清分浊泌，则诸症自愈。

（2）内关透外关主治心胸疾患。心胸疾病是指心包、三焦诸经经气失调所致之症，如胃及胸胁一切疾病和癫痫等。心包经起于胸中，出属心包络，下膈，历络三焦；三焦经入缺盆，布膻中，散络心包，下膈，循属三焦。若邪犯二经，经气失调，则病心胸诸疾。取内关透外关，是阴经透向阳经，有从阴引阳之意。内关为手厥阴心包经之络穴，与阴维脉相通而主里；外关为手少阳三焦经之络穴，与阳维脉相通而主表。刺二经之络穴可协调表里经气，使邪无逗留之地，而病自愈。

（3）阴陵泉透阳陵泉主治腹中寒、腹坚水肿、膝痛。腹中寒、腹坚水肿主要是因为脾阳虚衰，虚寒内生，脾失温运，水湿停聚，法当温补脾阳。取阴陵泉透刺阳陵泉，用徐疾补法，有从阴引阳之意，以调理脾经之阴阳。膝痛多由风寒湿侵袭或湿热流滞痹阻经脉，使气血瘀而不畅所致。阴陵泉为脾经之合穴，有健脾化湿、散寒止痛之效；阳陵泉为胆经之合穴，为筋之所会，有舒筋活络之功。取阴陵泉透刺阳陵泉，一针二穴，兼筹并顾，疏通经气。气血流畅，则膝痛自除。

（4）昆仑透太溪主治脊柱痛、心痛、难产。脊柱痛多由风寒湿邪流注于经脉所致；心痛是由外邪侵袭，痹阻脉络，胸阳不展，心血不畅所致；难产则是由肾脉虚衰，气血失运所致。故取昆仑透太溪，随机施以补泻手法。昆仑为膀胱经之经穴，太溪为肾经之输（原）穴，二经互为表里，从昆仑透刺太溪，是以经行于原，有疏经达原之意。泻之则能宣导气血，疏通经脉，而有缓解疼痛之效；补之则能温运肾气，与催生有关，乃胞脉系于肾之故。

（5）绝骨透三阴交主治痿躄。本法所治痿躄乃由肝肾精气亏虚，筋脉失养所致。取绝骨透三阴交，用补法。绝骨属胆经，为髓之所会，而髓为肾之所生、骨之所藏，补之可充髓壮骨；加之胆主骨所生病，而绝骨又为足三阳之大络，联系着足三阳之经脉，刺之可调整足三阳经气而舒筋。三阴交属脾经，为脾、肝、肾三阴经之所会，透之可直补三阴，使血旺、髓充、筋柔，筋脉得养则痿躄可愈。

上述之举要，说明临床上运用浅刺横透法和深刺直透法时，除要掌握病机治则外，还要熟谙经络、腧穴、方向等。如在本经透刺，应了解上下相通、迎随逆从、内外相应之循行；在他经透刺，需知表里相合，数经相交之联系。这样在施术时，才能宣导出入逆顺之经气，来调整经络与脏腑（阴阳、气血）的功能，从而治愈疾病。临床上在施用手法时，需结合透针的部位、方向和透穴针法的特点，恰当运用，才能取得明显的效果。

## 第十四节　雀啄术

雀啄术是指针入穴后，将针上下提插，如雀啄食状的一种针法，对激发经气，促使气至病所有很好的作用。虽然雀啄术分为进针术、行针术、出针术，但临床多将其用于行针之法，故将雀啄术载于"行针法"中。

中医学对针刺手法的记载，皆言"针法"，而邻国日本皆言"术"，术即汉语手法之意。日本医家杉山和一在其所著《百法针术》中，首列雀啄术，其言："雀啄针术式，押手平园从浮水所，雀啄者，针之上下细动，恰如雀之啄饵之手技也。在刺入中、刺入后或拔出之际行之。"并分为上下均等、上多下少、下多上少、身持、针身摩、针柄摩和柄指摩七种雀啄术式，将其作为基本术式，应用于众多术式中。在《百法针术》所记载的 112 种针术中，就有 50 余种是在雀啄术术式基础上演化而来的，可见雀啄术乃日本针术中最常用和最基本的术式，在针术中居于重要的地位。雀啄术手法的记载于近几十年方见于国内著作中，近代针灸大家陆瘦燕先生在其所著的《刺灸法汇论》中，附录有日本针刺十二法，雀啄术即在其中。同时代翻译日本著作颇丰的承淡安先生，在其所著的《中国针灸学》中，也列有"八节针法"，其中包括单刺术、旋捻术、雀啄术等，并指出"八节针法，参酌日本新针法编写，彼亦由我国旧针法中改进而来"。以后医家多数也认为雀啄术属于近代针法，如李倩侠的《实用针灸疗法》、彭静山的《简易针灸疗法》、孙震寰的《针灸心悟》等。由此可见，雀啄术一法实源于日本，但从其术式的操作方法方面细推敲之，似乎源于我国的捣法。清代周树冬《金针梅花诗钞》记载："捣，捏持针柄，不进不退，但又如进如退，在原处轻出重入，不断提捣，有如杵臼，亦如雀之啄食。"其操作方法与雀啄术基本相同，两种针法名虽异，而操作方法基本相同，从而说明雀啄术可能是由捣法派生而来的。因此，后世的医家竟将两法混称一法，如孙震寰等在

《针灸心悟》中论述捣法时记载："为了加强刺激，有一种捣术，叫雀啄法，也叫乱捣，是将针上下前后左右地捣动，像雀子吃食的情况，上下距离不大，范围较小。"安徽中医药大学、上海中医药大学编著的《针灸学辞典》也认为本法"类似捣法而较轻"。

近年随着经络神经体液学说的盛行，针刺被看作是刺激神经的一种方法，因此，雀啄术作为一种强刺激手法，在我国亦被普遍应用起来，如石学敏院士所创的醒脑开窍针法就是重用雀啄术，以醒神开窍。

### ☞ 操作方法

（1）雀啄进针术。刺手持针，用腕力将针刺入穴内，先浅疾进，后缓捻入，上下左右、小幅度、慢频率，如小鸟食饵状，将针分层刺入欲达部位。

（2）雀啄行针术。针入穴位，稍待片刻，然后将针上下左右、小幅度、快频率地重插轻提，恰如小鸟食饵之状，再稍停三四呼吸间，复行之。

（3）雀啄出针术。出针时，上下左右、小幅度、慢频率地将针重提轻插，状如小鸟食饵，一步一步地缓缓退出。

### ☞ 手法要点

雀啄术的手法要点要注意体现一个"啄"字，如小鸟食饵之状，操作时要注意对提插幅度、力度、频率的把握。无论是操作方法中的哪种雀啄术，均以小幅度为主，这与大幅度提插动作的捣法不同。在力度与频率方面，雀啄进针术是慢频率、上下左右分层刺入，意在寻气以促进得气；雀啄行针术是下插重、上提轻，即以重插轻提为主，并配合快频率，意在激发经气，促进感传；而雀啄出针术是上提重、下插轻，即以重提轻插为主，并配合慢频率，意在将邪徐徐引出。

雀啄术

☞ **功用特点**

（1）加强了刺激量，扩大了作用面。雀啄术是向上、下、左、右各个方向快频率地提插，使经气传导快而广泛，既加大了刺激量，又扩大了刺激面，从而收到了事半功倍的效果。

（2）促使针感扩散，气至病所。雀啄术是不间断、小幅度、快频率地提插，能使针感保持一定的强度和时间，因而能加强针刺感应，激发经气感传，使针感由浅入深，并扩散到四周，甚至达到气至病所的目的。

（3）引邪气外出，泻体内有余邪气。雀啄术，在行针时行之，能泻散经络有余之气，而折其病势；在出针时行之，能将体内邪气引出体外，使有余之气消散，达到泻实的目的。

☞ **注意事项**

（1）使用雀啄术时，应根据患者的体质、年龄、病情以及腧穴部位的深浅，恰当施用手法。

（2）施术时，要注意避开血管，防止造成血肿，同时肌肉菲薄之处应慎用。

（3）使用雀啄术时，务使掌指力量充实，运转迅速灵活。操作时提插幅度不能过大，应当连续不断地提捣。要注意应用腕力，以腕的震颤为主而运针，恰如雀啄食之状。

☞ **病案举例**

1. 雀啄进针术的应用

目前临床上常用的一般进针法，以准确刺入腧穴和尽量减少疼痛为目的，而雀啄进针术则在于探索感应，并使感应由浅入深，扩散至四周，以寻气、催气为目的，故对于经络敏感性低、感应迟钝的患者，以及顽麻冷痹、瘫痪之人尤为适宜。

2. 雀啄行针术的应用

雀啄行针术是雀啄术式中临床最常用的一种行针手法，因本法最能活动穴下之经气，运气、催气功效甚大，所以临床常用以行气或泻实。

（1）雀啄水沟以醒神开窍。石学敏院士所创之醒脑开窍针法，即于水沟穴行雀啄术，并要求以眼球湿润或流泪为度。其认为中风病的主要病理机制是窍闭神匿，神不导气，致神无所附，肢无所用，取水沟行雀啄术，重泻之以醒神开窍，为治疗中风病有效之法。

陈某，女，42 岁，因与同事吵嘴而突然昏倒，不省人事，其他同事急请余救治。症见不省人事，口噤握拳，四肢厥冷，脉沉弦。此乃肝气郁结，致使气机逆乱而上壅心胸，以致蒙闭清窍所致，证属气厥。遂取水沟行雀啄之法，以醒神开窍；配以平补平泻太冲，以调理肝气、疏肝解郁；平补平泻内关，以安神定志。针毕，患者神清而诸症尽除。

（2）雀啄膻中主治四肢麻木。本法所治之症，多由气血运行不畅、经气阻滞所致，取膻中行以雀啄术，意在导经气布散于四周，以宣散壅滞之气血，待气血调畅则麻木自除。

郑某，男，54 岁，诉四肢麻木一年余。患者一年前某夜，自觉口甚干，遂起而大饮，饮后腹痛，次日晨起即觉四肢麻木，经多方治疗无效而来诊。现患者四肢麻木，伴口干欲饮，饮后则腹痛，恶心，纳呆，便秘，舌淡苔白，脉沉细。此乃暴饮使中下焦气血紊乱，血不运于四肢所致。取气之会穴膻中，行以雀啄术，意在导气布散于四周，宣散气血，使气和血畅，而麻木自除。针后患者即觉双下肢麻木消失，双上肢麻木减轻，如是又针治 2 次，遂告诸症尽除。

（3）雀啄面部腧穴主治面瘫。本法所治之面瘫，乃面瘫后期者，此期邪气稽留络脉日久，络脉瘀阻日甚。现代医学认为，此期面神经兴奋性降低或失去支配作用，当此之时，一般的刺激已不能引起神经的兴奋，需适当地加大刺激量，以提高神经的兴奋性，改善神经的营养，促使其功能恢复，防止肌肉萎缩，故取面部诸穴，施以雀啄术，以加大刺激量，增强针感，助经气宣导气血、疏散风邪，疗效颇佳。

马某，男，56 岁，患（左侧）周围性面瘫一年余。一年来未曾间断治疗，但口眼㖞斜未痊愈，左眼睑仍闭合不全，鼓腮漏气，左侧面部感觉迟钝，舌淡苔薄白，脉缓。此患者面瘫日久，络脉瘀阻日甚。此时一般的刺激已无济于事，需加大刺激量，以增强祛邪之功，遂取患侧阳白、颧髎、下关、听宫、地仓、颊车行雀啄术，以导气行血、宣通经络。经1个月的治疗，病情基本痊愈。

### 3.雀啄出针术的应用

出针法的要求是尽量减少疼痛，防止出血和消除针后的不适感及配合补泻。雀啄出针术既能减轻针刺引起的酸、麻、重、胀、痛等不适感，又能引气上升，引邪外出，达到泻的目的。因此，对出针时针下紧涩疼痛较重或病证属实的患者，尤为适宜。行雀啄出针术，可使针下之气随针四散，并使之上升而外出，因而既可解除不舒适的感觉，又能达到引气、抽气泻实的目的。

总之，临床上在运用雀啄术时，要根据疾病的性质和深浅，结合雀啄术的特点恰当运用，如此才能取得明显的效果。

# 第四章
## 补泻针法

　　补泻针法源于《黄帝内经》，是针刺发挥补虚泻实作用的重要途径，为历代医家所推崇，其目的是根据经气的虚实，有余者泻之，不足者补之，来调整机体的虚实状态。自《黄帝内经》以降，补泻手法层出，名目繁多，历代医家多有论述总结，基本以单式补泻手法和复式补泻手法为核心内容，以提插、捻转、进退、针向的操作为基本要领，从而达到补虚泻实、扶正祛邪、调和经气的目的。但有些补泻手法操作复杂，可重复性差，影响了其疗效的发挥，故笔者根据《灵枢·九针十二原》"徐而疾则实，疾而徐则虚"的原则，在意气行针法的基础上，融入提插和捻转手法的变化，形成了操作简便的热补法和凉泻法。首先，此法删繁就简，操作简便，不分天、地、人三部，亦省去三一进退、九六阳数之法，只根据虚实之别，行提插、捻转操作。另外，将意念融于针法当中，术者在行提插捻转之后，保持针体不颤，密意守气勿失，意守针尖，进而以意行气，持针聚气、守气以补之；以意散气，持针散气以泻之。由此而成意气热补法和意气凉泻法，操作简便，便于重复。

　　在运用针法行补泻时，要注意腧穴自身的补泻功能，因药有寒热温凉，穴有升降浮沉，用穴如用药，补泻之法亦应依据穴位的性质而行。若不识穴性，妄言补泻，则虚实难调，犹如抱薪救火，事倍功半。如手太阴肺经和手阳明大肠经具有金之清肃、收敛之性，所以具有肃降、收涩功能的腧穴多居于此二经上，如肺经之天府、尺泽清肃肺气，大肠经之合谷敛汗；足阳明胃经和足太阴脾经具有土之收纳、生化之性，所以具有纳化水谷、补益气血作用的腧穴大多居于此二经上，如胃经之不容、承满、滑肉门可纳化水谷，足三里和脾经之阴陵泉、三阴交、血海可补益气血。有些腧穴还有偏补、偏泻、偏散、偏收之性，如太溪滋阴、关元温阳、气海益气、三阴交养血偏补，水沟开窍、井穴启闭偏泻，经穴行气、阳陵泉疏肝、地机和膈俞活血偏散偏行，志室固精、带脉止带、百会举陷偏收偏升，等等。故只有明辨穴性及其功能，据其性补泻，才能发挥针法补泻之功、腧穴之能。

此外，针刺补泻时术者需静心体察针下感觉，即辨针下气，然后根据得气之有无、经气之虚实、邪气之强弱，采用不同手法。得气是针刺施用补泻手法的前提，下针后必须使针下得气后而施以补泻手法。《素问·离合真邪论》强调辨气之后，需把握时机而补泻，其言："真气者经气也，经气太虚，故其来不可逢，此之谓也。故候邪不审，大气已过，泻之则真气脱，脱则不复，邪气复至，而病益蓄，故其往不可追，此之谓也。"也就是说，补泻需候经气和邪气之所在往来，邪气至而泻，真气来而补，不可不察，以免错过补泻最佳时机而贻误病情。

## 第一节　意气热补法

意气热补法是根据《黄帝内经》"徐而疾则实"的原则，在意气行针法的基础之上，融入提插和捻转手法的变化而成的针刺补法。其针刺目的与烧山火相同，都是通过施术后所产生的热感，而达到温补、调和的作用，但与传统方法不同的是，此法将意念融于针法中，心手相应，以神御气，以意行气，以意守气，静引气聚，且废去针法中不必要的环节，达到了删繁就简、便于操作的目的，提高了针刺手法的临床实用价值。

☞ 操作方法

针入得气后，慎守勿失，全神贯注于针尖，将针小幅度缓慢地下插、轻快地上提3~5次，最后以插针结束，不分天、地、人三部，继而拇指、食指朝向心方向微捻针约180°，紧捏针柄，保持针体挺直不颤动，手法要点要体现一个"守"字，即意守针尖，以意行气至病所，而后守气，使气聚生热。

意气热补法

☞ **手法要点**

（1）对提插与捻转的操作要求。与烧山火的操作手法相比，意气热补法的操作不分天、地、人三部，亦无须行九阳数。其提插手法变化是本着《灵枢·九针十二原》"徐而疾则实"的原则，即重慢插针而快提针为补法；其捻转手法变化是本着向心为补的原则而操作。施术时徐进疾退提插 3~5 次即可。

（2）针以治神为首务。在针刺施术时，术者必须把精神全部集中于整个操作过程中，细心体察针下经气的虚实、强弱变化，把握施补时机。同时务必保持针体挺直不颤，意守针尖，静引气聚，以意行气至病所，守气勿失，引经气汇聚，气聚则热生。此外，临证时术者除注意意守外，还需嘱患者意守受术处，体验针感的变化，与术者密切配合。

☞ **功用特点**

本法具有温阳散寒、温经和血、补益经气、调和阴阳等作用，主要用于治疗阳虚阴盛或寒瘀经脉或正气虚损所致的一系列阳虚、气虚或属寒、属瘀病证。

☞ **注意事项**

（1）意气热补法一般用于肌肉较丰厚处的穴位，皮肤浅薄或皮下有重要脏器、血管之处则不宜使用。

（2）施行此法必须以得气为前提，在得气的基础上行提插捻转操作。

（3）施术时应适度。刺激强度应依患者的耐受程度而定；持针守气产生热感后，则不必继续操作；对于初次接受此种针法的患者或体虚经气瘀甚者，热效果出现得相对较慢，因此，术者要耐心守气，以后随着施术次数的增多，经气通畅，则热感会随即出现。

（4）手法要熟练，动作应协调、稳准、一致，切忌每次操作力度、速度、深度不均，忽轻忽重，忽快忽慢，忽深忽浅。

☞ **病案举例**

👧 **病案 1：坐骨神经痛**

霍某，女，58 岁，诉左下肢后侧绞痛 2 天。患者发病 2 天前因劳累后入浴，突发左下肢后侧绞痛，曾服吲哚美辛（消炎痛）、布洛芬及行针刺、封闭治疗无效而来诊。现患者左下肢后侧绞痛，痛有定处，不能行走和平卧，彻夜难眠。舌淡，苔白腻，脉左弦右滑。中医诊断：痹证（风寒湿痹证）。西医诊断：原发性坐骨神经痛。

**辨治思路**：患者因感受风寒，痹阻足太阳经脉，致经脉不通，故疼痛。综观症、舌、脉，证属风寒湿痹阻经脉，法当温经散寒、通经止痛。取患侧环跳、委中、阳陵泉、飞扬、昆仑、太冲，所选穴位常规消毒，针刺深度以得气为度，其中环跳、阳陵泉施以意气热补法，留针 30 分钟，每日 1 次，共针治 4 次而愈，随访未发。

**精彩点评**：本病痛因瘀而生，因"血气者喜温而恶寒"，故取足太阳经、少阳经为主，施以热补法，重在温通。环跳为少阳经与膀胱经之交会穴，阳陵泉为筋会，而胆经主骨所生病，膀胱经主筋所生病，故二穴施以热补法，意在温通二经之经气，使骨有所生，筋有所柔，经脉畅通，瘀去痛止。

👧 **病案 2：雷诺病**

李某，女，23 岁，诉双手冷痛反复发作 2 年余，加重 1 周。患者 2 年前无明显诱因地自觉双手寒凉感，后每于冬季遇寒后出现双手冷痛，近 1 周自觉症状较前加重，冷痛难忍而来诊。现患者遇寒后双手手指皮肤先苍白，继而累及双手全部皮肤，伴冷痛，而后肤色青紫，最后转为潮红。双手遇暖则舒、遇寒则重，纳少，寐欠安，二便调，舌暗，苔白，脉沉细。查体：

双手关节活动度良好，血常规、血液流变学、风湿三项检测指标未见异常。中医诊断：血痹（寒凝血瘀证）。西医诊断：雷诺病。

**辨治思路**：患者以冷痛为主，知其寒盛，寒加于阴，寒凝血瘀，不通则痛，故遇寒后出现双手冷痛。综观症、舌、脉，证属寒凝血瘀，法当温经散寒、化瘀通脉。取外关穴，穴位常规消毒，针刺深度以得气为度，得气后施以意气热补法。施术后，患者双手自觉温热，双手寒凉感较前好转，痛感消失。治疗 2 周后，患者自觉双手遇冷后冷痛较前减轻。继而施术 1 个月，患者遇寒后肤色基本正常，有微痛感。继续治疗 2 周后，症状基本消失。

**精彩点评**：《素问·厥论》曰："气因于中，阳气衰，不能渗营其经络，阳气日损，阴气独在，故手足为之寒也。"本病乃寒凝血脉，阳气不能达于四末所致。外关为手少阳三焦经之络穴，为八脉交会穴之一，通于阳维脉，而阳维脉系于阳络，主一身之表，刺之可祛风散寒，施以热补法，既可加强其散寒之力，又可舒筋活络，温通血脉，使寒去络通而痛止。

## 第二节 意气凉泻法

意气凉泻法是根据《黄帝内经》"疾而徐则虚"的原则，在意气行针法的基础之上，融入提插和捻转手法而形成的针刺泻法。其针刺目的与透天凉相同，都是通过施术后所产生的凉感，达到清泻、调和的目的。操作时同样将意念融于针法中，并对传统凉泻法的操作进行改进，使其简便易行。

☞ **操作方法**

针入得气后，慎守勿失，全神贯注于针尖，将针小幅度、轻快地下插并缓慢地上提 3~5 次，最后以提针结束，不分天、地、人三部，继而拇指、食指朝离心方向微捻针约 180°，紧捏针柄，保持针体挺直不颤动，意守针尖，以意将气四散之，使气散而凉。

意气凉泻法

☞ **手法要点**

（1）对提插与捻转的操作要求。与透天凉的操作手法相比，意气凉泻法的操作不分天、地、人三部，亦无须行六阴数。提插手法变化是本着《灵枢·九针十二原》"疾而徐则虚"的原则，即轻快插针而慢提针为泻法；捻转手法变化是本着离心为泻的原则而操作，施术时疾进徐退提插3~5次即可。

（2）针以治神为首务。在针刺施术时，术者必须把精神全部集中于整个操作过程中，细心体察针下经气的虚实、强弱变化，把握施泻时机。同时务必保持针体挺直不颤，意守针尖，以意行气，以意散气。此外，临证时术者除注意意守外，还需嘱患者意守受术处，体验针感的变化，与术者密切配合。

☞ **功用特点**

意气凉泻法具有清热凉血、消肿止痛、泻实祛邪、调和阴阳等作用，主要用于治疗阳热实证。

☞ **注意事项**

（1）意气凉泻手法一般用于肌肉较丰厚处的穴位，皮肤浅薄或皮下有重要脏器、血管之处则不宜使用。

（2）施以此法必须以得气为前提，在得气的基础上行提插捻转操作。

（3）施术时应适度，如刺激强度应依患者的耐受程度而定，凉感出现后即止；对于初次接受此种针法的患者，凉感出现得相对较慢，因此，术者要耐心施术。

（4）手法要熟练，动作应协调、稳准、一致，切忌每次操作力度、速度、深度不均，忽轻忽重，忽快忽慢，忽深忽浅。

☞ **病案举例**

### 🔸 病案1：上齿痛

胡某，女，45岁，诉右上齿痛1周。患者平素有牙痛病史，1周前因食辣椒后引起牙痛，痛如刀绞，曾服用消炎止痛药未效而来诊。现患者右上齿疼痛，伴有牙龈红肿，纳少，寐欠安，大便干结，小便可，舌红，苔黄厚，脉弦数。中医诊断：牙痛（胃火炽盛证）。西医诊断：急性牙周炎。

**辨治思路**：《灵枢·经脉》云："胃足阳明之脉，起于鼻，……入上齿中。"胃火炽盛，循经上炎，故牙龈红肿疼痛。综观症、舌、脉，证属胃火炽盛，法当清胃泻火、消肿止痛。取内庭，穴位常规消毒，针刺深度以得气为度，得气后施以意气凉泻法，须臾患者自觉牙龈清凉痛止，留针15分钟，连续针治3次病愈。

**精彩点评**：牙龈为阳明经所循，胃火炽盛，循经上炎则牙龈红肿疼痛。足阳明胃经循行入上齿中，内庭为足阳明胃经之荥水穴，荥主身热，水能治火，阳经荥水穴均能清泻本经实热，故内庭施以意气凉泻法，可清胃泻火、消肿止痛，而治疗胃经实热牙痛。

### 🔸 病案2：亨特综合征

王某，男，58岁，诉左侧口眼㖞斜、焮红肿痛5天。患者5天前因贪凉受风而致左侧口眼㖞斜，继而出现左侧面部、耳中疱疹，红肿疼痛，经针刺、中西药治疗效果不显，因症状逐渐加重而来诊。现患者左侧口眼㖞斜，红肿疼痛，面部、耳中疱疹部分结痂，闭目、进食困难，心烦寐差，纳呆，便秘，舌红绛，苔黄燥，脉洪数。查体：左侧额纹消失，闭目露睛，左侧面部、耳中红肿，布满疱疹，部分结痂，Bell征阳性，船帆征阳性，神经系统查体未见明显异常。中医诊断：吊线风（胃热毒盛证）。西医诊断：亨特综合征。

**辨治思路**：患者头面红肿热痛，形如大头瘟，乃由疫毒侵犯阳明，热毒循经上攻，热壅血瘀，脉络痹阻所致。综观症、舌、脉，证属胃热毒盛，法当清热解毒、通经活络。取风池、合谷、支沟、内庭、患侧丝竹空、颧髎、听宫、地仓、颊车，所选穴位常规消毒，针刺深度以得气为度，得气后局部穴施以平补平泻法，合谷穴施以意气凉泻法，余穴施以徐疾提插泻法，留针20分钟，每日2次；并于大椎、肺俞刺络拔罐，每日1次。患者经1周治疗后，纳可，便通，面部红肿疼痛减轻，疱疹结痂消退，口眼㖞斜好转，舌暗红，苔薄黄，脉弦。此邪去七八，转以络脉瘀阻为主，针刺加大刺激量，地仓→颊车、阳白→四白、下关→颧髎通以50赫兹、2毫安连续波电脉冲，余穴针刺手法同前，留针30分钟，每日2次。患者经月余治疗后，诸症消除，五官端正而告愈。

**精彩点评**：该患者证属疫毒侵犯阳明，热毒上攻，故应从阳明经论治。初期应以清热解毒祛邪为首务，针刺风池以散风；泻支沟以调理气机通腑，使热由大便而去；合谷穴施以凉泻法，意在加强其轻清凉透之性，使热邪由上下分散而去；大椎、肺俞刺络放血加强清热解毒之功。诸穴配以适宜针法，使邪去热清，则经气自畅、气血周流、筋脉得养、纵缓之肌肉得收。后期余邪虽然未尽，但以络脉瘀阻为矛盾的主要方面，故以疏通面部络脉之瘀为首务，针刺加大刺激量以行气血、通经络、濡养筋脉。

# 第三节　迎随补泻法

迎随补泻法又称为针向补泻法，是指以针尖方向与经脉循行方向之间的逆（迎）、顺（随）关系来分别进行补泻的一种针刺补泻手法。该法始见于《黄帝内经》，后世医家对该法多有发挥，并在此基础上演化出多种迎随补泻法，如子母迎随补泻法、候卫气流注盛衰迎随补泻法、深浅迎随补泻等。本书仅介绍我们常用的针向补泻法。

☞ **操作方法**

（1）补法。针刺得气后，将针稍提，针尖顺着经络循行的方向针刺，弩而插针留之。

（2）泻法。针刺得气后，将针稍提，针尖逆着经络循行的方向针刺，轻提针而留之。

☞ **手法要点**

本法操作要点是针刺得气后，细察针下气血盛衰而行补泻。若觉针下气从容和缓，则为正气，可"随而济之"，而行补法，即将针稍提，针尖顺着经络循行的方向针刺，弩而插针留之，以补其不足；若觉针下气沉紧滞涩，则为邪气盛，可"迎而夺之"，而行泻法，即将针稍提，针尖逆着经络循行的方向针刺，轻提针而留之，以泻其有余。

迎随补泻法

☞ **功用特点**

本法具有调和气血之功，适用于经气阻滞或经络气血亏虚所引起的病证。本法常用于循经取穴，治疗经脉病证。

☞ **注意事项**

（1）针刺补泻必须在得气和辨气的前提下进行，不可盲目以针刺方向而断然行补泻。

（2）该补泻法除在肌肉丰厚之处应用之外，在肌肉浅薄之处亦可应用，针刺时可采取斜刺或平刺法。

## 第四节 提插补泻法

提插补泻法是指针刺得气后，以向上提针和向下插针的轻重缓急来分别进行补泻的一种针刺手法。《黄帝内经》虽未明确其名，但笔者认为其中记载的"徐而疾则实，疾而徐则虚"，就是提插补泻针法的原则和操作方法。也就是说，缓慢重按地下插后快速轻提为补法，反之为泻法。

☞ **操作方法**

（1）补法。针刺得气后，持针重插慢按，轻快上提，将针停留于地部，以插针结束。即将针体由浅层向深层下插时，用力要大，速度要慢；将针体由深层向浅层上提时，用力要小，速度要快。

（2）泻法。针刺得气后，持针快速下插，慢慢上提，将针停留于天部，以提针结束。即将针体由深层向浅层上提时，用力要大，速度要慢；将针体由浅层向深层下插时，用力要小，速度要快。

本法亦可分层进行补泻，即三进一退或一进三退等，亦可结合呼吸补泻进行。

提插补泻法

☞ **手法要点**

本法操作要点是对提与插的速度、力度的把握。提插补泻的操作是重插轻提或轻插重提，强调的是力度与速度的不均匀性，即下插时，手若握重物速度慢、力度大，配合上提时，手臂轻松，速度快、力度轻为补，反之为泻。提插法强调的是力度的重要性，徐疾补泻强调的是速度的重要性。

☞ **功用特点**

提插补泻法，实质上是各种复式手法的基础，其用时短，可在进、行针中一次完成，常结合徐疾捻转补泻手法，适用于各种虚证、实证，因施术穴位的功能而有滋阴养血、温阳益气、泻热逐瘀、化湿祛痰等作用。如在三阴交施以提插补法，能滋阴养血；施以提插泻法，能化湿利水。本法常用于辨证取穴治疗脏腑虚实之疾病。

☞ **注意事项**

（1）应注意区别上提与下插用力之大小，频率与幅度亦应随病情、体质不同而酌情处理。

（2）要注意提插勿失得气层，勿失气宜。

## 第五节　捻转补泻法

捻转补泻法是指针刺得气后，通过对针体捻转的方向、力度的不同来分别达到补泻目的的一种针刺补泻手法。捻转补泻手法源于《黄帝内经》，但《黄帝内经》未具体叙述捻转的方向、力度。将捻转法发展成为一种独立的补泻手法，则始于元代窦汉卿所著的《针经指南·气血问答》，其记载："以大指、次指相合。大指往上进，谓之左；大指往下退，谓之右。"明确了以拇指捻针，使针体左右转动而行补泻手法。至明代，捻转补泻手法有了较大的发展，并形成了不同的流派，如陈会是以穴位的左右不同，结合提插法，并以双手操作来行补泻；而李梴的《医学入门》则是结合呼吸、经脉阴阳、人体左右、午前午后来行补泻；汪机所著的《针灸问对》则以周天之左右升降为依据，以经络循行方向不同分补泻；而高武在《针灸聚英》中则认为"以捻转的幅度大小与速度的快慢来分补泻"。笔者临床操作时，以心脏方向为捻转中心，本着向心为补、离心为泻的原则，不以左右腧穴的不同、捻转幅度与大小以及速度的快慢来确定补泻。

☞ **操作方法**

（1）补法。术者与患者相面而对，针刺得气后，指力着重下沉，以患者心脏为中心，拇指、食指夹持针柄，拇指向前，食指向后，顺时针捻转，拇指用力重，食指用力轻，向心为补。

（2）泻法。术者与患者相面而对，针刺得气后，指力轻浮向上，以患者心脏为中心，拇指、食指夹持针柄，拇指向后，食指向前，逆时针捻转，拇指用力重，食指用力轻，离心为泻。

捻转补泻法

☞ **手法要点**

捻转补泻法要重视对捻转方向和捻转力度的把握。捻转补泻的操作是以捻转进退轻重和向心离心来区分的，强调的是进退力度不均匀性，即向前、顺时针捻转力度重为补，向后、逆时针捻转力度重为泻；向着患者心脏方向捻转为补，背离患者心脏方向捻转为泻。据此，术者可以移动站位，保持向心为补、离心为泻的原则。捻转法强调的是速度与力度的均匀性，即进与退速度相同，力度相等，捻转补泻法强调的是力度的不均匀性和方向性。

☞ **功用特点**

本法具有补虚泻实、通调营卫气血的作用，适用于一切经脉壅滞不通所致的经络、筋脉之病。此外，凡邪盛有余表现为疼痛或痉挛者，用捻转泻法；正虚不足表现为麻木或痿软者，用捻转补法。本法常用于四肢和胸腹背部腧穴，如针刺阳陵泉治疗下肢经脉拘挛病时，可以施以捻转泻法；用于治疗下肢痿软无力时，可以施以捻转补法。

☞ **注意事项**

（1）捻转补泻时，切忌单向连续转动，需将针体转回原位，否则易使肌纤维缠绕针体，使患者感到疼痛，并造成出针困难。

（2）要注意捻转补泻法与捻转法的区别，捻转法强调的是捻转运动，其捻转的速度、力度均匀一致，而捻转补泻法则强调的是捻转速度、力度及方向不一致性。

（3）注意术者与患者的站位关系，在确定捻转方向不变的情况下，调整术者的站位，保持与患者面对面，向着患者心脏方向的拇指向前、食指向后为补，反之为泻。

## 第六节　徐疾补泻法

徐疾补泻法是指以进针和退针的快慢或以留针时间的长短来区分补泻的一种针刺补泻手法。《黄帝内经》言："徐而疾则实，疾而徐则虚。"即徐进快提为补，反之为泻。

☞ **操作方法**

（1）补法。先在穴位浅部候气，得气后将针缓慢地向内推入到一定深度，退针时迅速提至皮下，如此可行 3~5 次。

（2）泻法。得气后一次性快速地将针进到深部，然后将针慢慢分层退至皮下，如此可行 3~5 次。

徐疾补泻法

☞ **手法要点**

徐疾补泻法要注重把握进退针时速度的变化。此法与提插补泻法不同，提插补泻法强调提插的力度，而徐疾补泻法注重补泻时入针与退针的速度。徐入针，意将引真气于内以补虚；徐出针，意将引邪气于外以泻实。徐疾补泻法是一种简单的针刺补泻手法，很少单独使用，常与提插补泻法和捻转补泻法结合应用，组成复式的热补凉泻手法。笔者临床常将徐疾补泻法和提插补泻法配合运用于辨证取穴治疗脏腑虚实病证中，以节省操作时间。

☞ **功用特点**

本法具有从阳引阴、从阴引阳的作用。通过徐插速提，能导阳入内，使阳气充实于腠理；通过速插徐提，驱邪气于外。

☞ **注意事项**

（1）徐疾补泻法要注意提插速度的快慢配合，下插速度慢、用力大，上提速度快、用力小为补法，反之为泻法。

（2）其手法之徐疾是相对而言的，当根据具体情况决定。

☞ **病案举例**

柏某，男，70岁，诉腰背窜痛1年余。患者1年前因乘凉后引起腰背窜痛，曾经多方治疗无效，疼痛日渐加重而来诊。现患者腰背窜痛，痛无定处，休息则轻，活动后则剧。舌淡，苔白，脉细缓。查体：直腿抬高试验、"4"字试验未见阳性体征。中医诊断：痹证（行痹）。西医诊断：腰背筋膜炎。

**辨治思路**：患者腰背疼痛，以窜痛为主，且痛无定处，可知为风邪偏盛之行痹。其休息则轻，活动则剧，为虚而生风之痹。综观症、舌、脉，证属风胜之行痹，法当行气活血、通经止痛。取支沟、劳宫，所选穴位常规消毒，针刺深度以得气为度，得气后均施以徐疾提插捻转泻法，留针30分钟，每日1次。留针中患者活动腰背，针毕痛愈。嘱其次日复针以巩固疗效。前后共针3次而愈，随访未发。

**精彩点评**：行痹之病，临床一般取散风活血之穴，而笔者不拘常规，牢牢抓住"痹而作痛"之机，法以"气行则血行""血行风自灭"的规律，取功善调气之支沟为主穴，配以性情善降之劳宫，以调达内外上下气机，虽不散风而风自消，虽未活血而血已运。所以然者，支沟乃手少阳三焦经之经穴，能疏通三焦气机，而三焦内连脏腑，外通皮毛，贯身之上下内外，为气机运行之道路。若三焦通，则内外、左右、上下皆通，所以泻支沟可调营卫，理诸气，但支沟降逆之功较逊，故配以性情善降，能清痰舒气、化滞降逆、开七情郁结的劳宫穴，则可助支沟调达内外上下之气机，使气血畅通，经脉通利则腰背之痛可除。

## 第七节　呼吸补泻法

呼吸补泻法是指根据呼气和吸气的不同阶段进针或出针，来执行补泻的一种针刺补泻手法。该法早在《黄帝内经》中已有记载，《素问·离合真邪论》曰："吸则内针，……候呼引针，呼尽乃去，……故命记载泻。""呼尽内针，……候吸引针，气不得出，……故命记载补。"后世医家在《黄帝内经》的基础上逐步发展，将呼吸之法分为自然呼吸与着意呼吸。如元代杜思敬主张以患者着意呼吸而行补泻，明代高武主张以患者自然呼吸而行补泻，而李梴则主张自然呼吸与着意呼吸相结合。笔者临床操作时，以患者的自然呼吸为标准，多与迎随补泻手法配合运用。

☞ 操作方法

本法操作时以患者鼻吸气、口呼气为自然呼吸状态。补法：呼气时进针，针刺得气后，呼气时向下插针，吸气时向上提针，如此数次，最后在吸气时出针。泻法：吸气时进针，针刺得气后，吸气时向下插针，呼气时向上提针，如此数次，最后在呼气时出针。

呼吸补泻法

☞ 手法要点

本法操作要点是把握呼吸与行针及进出针同时进行。无论是着意呼吸还是自然呼吸，均应把握呼吸；同时，呼吸必应进出针，使针与气迎随，此乃调和气血阴阳之关键。若失此机，其来不可逢，其往不可追。正如

《灵枢·终始》记载："泻者迎之，补者随之。知迎知随，气可和之。和气之方，必通阴阳。"临床操作时，询问患者针刺胀与否，在其说"胀"时进针，向下插针，语音停顿后，向上提针出针，即是补法，反之为泻法。

☞ **功用特点**

本法具有调和营卫气血、调整阴阳，以利机体气机升降的作用。卫为阳，营为阴。呼为阳，吸为阴。呼时入针，可取气于卫阳；吸时入针，可取气于营阴。一经得气，营卫气血调和。此外，人之呼吸，具有调整阴阳之功，可助气机升降。

☞ **注意事项**

（1）因呼吸补泻法需医患配合，所以必须先做必要说明，使患者有平静呼吸或经过训练后的节律呼吸，如此方可进行补泻操作。

（2）术者自始至终应手不离针，全神贯注，心、手、眼合一。

（3）此法一般不单独使用，常配合提插、捻转等补泻手法应用。

☞ **病案举例**

郝某，男，59岁，诉左下牙龈肿痛1周。患者平素嗜食辛辣肥甘之品，1周前因食大辛之品后引发牙龈肿痛，未予重视，自服清热泻火中药和消炎西药，牙龈肿痛未见明显好转而来诊。现患者左下牙龈红肿疼痛，有脓点破溃，口干，便秘，舌红，苔黄，脉细数。中医诊断：牙痛（胃火炽盛证）。西医诊断：急性牙周炎。

**辨治思路**：《灵枢·经脉》曰："大肠手阳明之脉，起于大指次指之端，……其支者，从缺盆上颈，贯颊，入下齿中。"胃火炽盛，循经上炎，故牙龈红肿疼痛。综观症、舌、脉，证属胃火炽盛，法当清胃泻火。取患侧颊车、右侧合谷，所选穴位常规消毒，其中合谷穴施以呼吸泻法合迎随泻法，逆循行方向进针，进针时询问患者针刺胀与否，于其说"胀"后进针，下插针，提插数次，而后向上提针，于发音时出针。每日1次。患者针毕痛减，继前治疗，针刺治疗3次后，牙龈红肿消除，疼痛消失，大便正常，舌淡红，苔薄，脉弦细。病情告愈。

**精彩点评**：胃火牙痛多系肠胃郁热化火，循经上炎所致。下牙龈为手阳明大肠经所循，胃火炽盛，可循经上犯，热盛则肉腐，故见脓点破溃。合谷穴功善轻清镇痛，施以凉泻法，意在加强清泻阳明火热之效，使热清火降，络通肿消而痛止。

## 第八节　开阖补泻法

开阖补泻法是指以出针时开放或按闭针孔来区分补泻的一种针刺补泻手法。邪盛者当使之泻于外，驱而达之，故出针不按，令针孔开。正虚者当将经气留于内，续满补之，故出针疾按，令针孔闭。

☞ **操作方法**

（1）补法。出针时疾按针孔（但不宜按压时间过长），使其闭合，以令真气存内。

（2）泻法。出针时边退边摇，摇大针孔，以令邪气散，针退出后不按闭针孔或稍待再按闭针孔。

开阖补泻法

☞ **手法要点**

本法操作要点是把握按压及摇动的时间。补法：出针时需疾按针孔，以令真气存内，但不宜过长，长则使真气散，不利于补。泻法：出针时需摇大针孔，以令邪气散，但不宜摇动时间过长，长则使正气伤，祛邪而伤正。

☞ **功用特点**

本法具有增强补虚泻实、调和阴阳的功效。补法使针孔闭合可不令经气外泻，泻法摇大针孔可使邪气逸出。本法用于出针时的补泻，不单独使用，常与其他补泻手法同用，用于各种虚、实之证。

☞ **注意事项**

（1）按压针孔不宜过于用力，摇大针孔不宜角度过大，以患者耐受为度。

（2）开阖补泻法在临床上一般作为一种辅助的补泻手法，多为其他补泻手法完成后，出针时所施行的补泻之法。

## 第九节　九六补泻法

九六补泻法是指以提插、捻转手法配合阴阳奇偶的关系来分别补泻的一种针刺补泻手法。该法始见于《易经》，《易经·系辞》中以一、三、五、七、九为天之阳数，二、四、六、八、十为地之阴数，故以奇数为阳为补，偶数为阴为泻。古人把四营数中的六叫作老阴，比作四季的冬季；七叫作少阳，比作四季的春季；八叫作少阴，比作四季的秋季；九叫作老阳，比作四季的夏季。七、八又称不变数；六、九又称可变数。由夏季（九）到秋季（八），阳气渐衰，阴气渐生；由冬季（六）到春季（七），阴气渐衰，阳气渐生。以上都属于量变，而由夏（九）至冬（六），乃极阳至极阴，寒温变化最大，阴阳转换最烈，为质变之势，故以九六而彰补泻之意。

☞ **操作方法**

具体操作时必须掌握"六"为阴属泻，"九"为阳属补，而"六""九"之数又各有初、少、老之分，然后结合捻转提插行之。九六补泻见表4-1。

表4-1　九六补泻

| 属性 | 初 | 少 | 老 |
|---|---|---|---|
| 阳数 | 3×9=27 | 7×7=49 | 9×9=81 |
| 阴数 | 3×6=18 | 6×6=36 | 8×8=64 |

1. 结合捻转手法

（1）补法。先向左捻针9次，稍停再反复操作，共计3次，合为27次之数。重病则行少阳之数，先向左捻针7次，稍停再反复操作，共计7次，合为49次之数。病极重则行老阳之数，先向左捻针9次，稍停再反复操作，共计9次，合为81次之数。

（2）泻法。先向右捻针6次，稍停再反复操作，共计3次，合为18次之数。重病则行少阴之数，先向右捻针6次，稍停再反复操作，共计6次，合为36次之数。病极重则行老阴之数，先向右捻针8次，稍停再反复操作，共计8次，合为64次之数。

2. 结合提插手法

（1）补法。紧按慢提9次，稍停再反复操作，共计3次，合为27次之数。重病则行少阳之数，每次紧按慢提7次，稍停再反复操作，共计7次，合为49次之数。病极重则行老阳之数，每次紧按慢提9次，稍停再反复操作，共计9次，合为81次之数。

（2）泻法。慢按紧提6次，稍停再反复操作，共计3次，合为18次之数。重病则行少阴之数，每次慢按紧提6次，稍停再反复操作，共计6次，合为36次之数。病极重则行老阴之数，每次慢按紧提8次，稍停再反复操作，共计8次，合为64次之数。

九六补泻法

☞ **手法要点**

此法是在结合提插补泻法与捻转补泻法的基础上完成的，手法要点与提插补泻法、捻转补泻法基本相同，但要注意操作的次数。

☞ **功用特点**

本法主要具有调和阴阳、疏调营卫的作用。通过行初、少、老之数的补泻手法，可适用于轻、中、重各种不同的病情。

☞ **注意事项**

（1）单独使用本法时，必须分清病情轻重，准确行初、少、老之数。

（2）本法特点在于连续行九补、六泻手法后，每次必须稍停片刻，再施行下一次。

（3）即使在补泻兼施时，也必须以先后补泻顺序施行，或先行九补再行六泻，或先行六泻再行九补，不能混淆。

（4）在复式手法中，一般分天、人、地三部施行。在单纯应用时，可在营卫补泻、针刺深浅原则下，于其中的一部施行，如在人部施行此法。

☞ **病案举例**

### 病案 1：老人遗尿

方某，女，62 岁，诉咳而遗尿 3 月余。患者 3 个月前无明显诱因地出现咳后遗尿，当时未予治疗，近日遗尿症状较前加重而来诊。现患者咳而遗尿，愈咳遗尿愈剧，畏寒肢冷，腰背酸痛，舌淡，苔白，脉沉弱。中医诊断：膀胱咳（肾气不足证）。西医诊断：功能性尿失禁。

**辨治思路**：肾司二便，患者咳而遗尿，为膀胱失约，肾失所司；腰酸肢冷，为肾虚之象。综观症、舌、脉，证属肾气不足，法当温肾固摄。取穴：尺泽、中极。所选穴位常规消毒，针刺深度以得气为度，得气后于中极施以九六补法，留针 30 分钟，每日 1 次。针刺 1 周后，遗尿明显好转，患者自觉控制力较前增强。又针刺 2 周后，诸症尽除。

**精彩点评**：《素问·咳论》云："肾咳不已则膀胱受之，膀胱咳状，咳而遗溺。"此患者乃肾气不足，封藏失职，开阖无度，故而遗尿。腑病当取募穴，膀胱病故当取其募穴以司膀胱之开阖。《灵枢·邪气脏腑病形》言："合治内腑。"故膀胱咳当取肺经之合（水）穴尺泽以宣肺止咳，合募穴为治腑病之妙配，更辅以九六补法，鼓舞腑之精气，以发挥阳腑之功能。

### 病案 2：心绞痛

郭某，男，69 岁，诉胸闷憋气 10 年余，心前区疼痛半个月。患者患冠心病 10 年余，常因劳累或情绪波动出现胸闷、憋气等症。半个月前因劳累后出现心前区疼痛，自服单硝酸异山梨酯片（欣康）等药物，症状未见明显缓解而来诊。现患者胸闷憋气，阵发性心前区疼痛，疼痛以刺痛为主，劳累后加重，纳可，寐欠安，二便调，舌暗淡，苔白，脉弦。查体：心率 87 次 / 分，各瓣膜未闻及明显的病理性杂音。常规心电图提示心肌缺血。心脏超声提示：左心室射血分数 68%，主动脉硬化，左心室舒张功能减低，二尖瓣及三尖瓣关闭不全。既往史：高血压病史 10 年余，血压最高达 200/100 mmHg；冠心病病史 10 年余。中医诊断：胸痹（心血瘀阻证）。西医诊断：①冠状动脉粥样硬化性心脏病（心绞痛）；②高血压 Ⅲ 级（极高危）。

**辨治思路**：胸痹之机在于瘀，或因痰湿，或因气滞，或因阳虚。该患者舌暗淡，胸刺痛，劳累后加重，可知胸阳不展、瘀血盘踞胸中所致。综观症、舌、脉，证属心阳不展、心血瘀阻，法当化瘀通络。取穴：至阳、内关。所选穴位常规消毒，针刺深度以得气为度，于至阳施以九六泻法，内关施以平补平泻法。留针 30 分钟，每日 1 次。患者针刺 1 次后，胸痛明显缓解；又连续针刺 4 次，诸症消失而临床告愈。

**精彩点评**：至阳位居督脉阳位（背部），督脉具有总督一身之阳气的作用。至阳，顾名思义，为阳气最盛和阳气交往之处，针至阳"可从阳引阴"，温通胸中之阳气，振奋心阳，进而达到改善"阳微阴弦"之目的，至阳为治疗胸痹之经验要穴。切记至阳一穴，无论胸痹有无阳虚都可应用，即使有热者亦可应用，只是手法不同罢了。该患者为心血瘀阻，病在"瘀"，至阳施九六补泻法，意在加强祛瘀之功。

## 第十节　营卫补泻法

营卫补泻法是根据营气与卫气运行分布的不同特点而制定的一种针刺补泻手法。该法始见于《难经》，而其指导思想仍从《黄帝内经》中可见。《灵枢·营卫生会》中记载："其清者为营，浊者为卫，营在脉中，卫在脉外，营周不休，五十而复大会，阴阳相贯，如环无端。"《灵枢·寿夭刚柔》记载："刺营者出血，刺卫者出气。"可见，卫在表而卫外，营在里而营内。在外者浅，在内者深。故欲刺卫者，刺浅而无伤血脉；刺营者，深刺而甚则出血。这为营卫补泻奠定了理论基础。《难经·七十六难》则明确提出营卫补泻的概念："当补之时从卫取气，当泻之时从营置气。"此是指以针刺深浅结合提插手法而成的营卫补泻之法。后世李梴则将迎随之法融合于营卫补泻之中，其在《医学入门》中记载："补则从卫取气，宜轻浅而针，从其卫气，随之于后，而济益其虚也；泻则从营弃置其气，宜重深而刺，取其营气，迎之于前，而泻夺其实也。"

☞ **操作方法**

（1）补法。浅刺针于卫气（浅层）取气，由浅向深刺入，徐推其气以入内。

（2）泻法。进针至营分（深层）取气，即下针直达穴位深层，由深层提针渐向浅层，引气外出。

营卫补泻法

☞ **手法要点**

本法操作要点是把握针刺之深浅。故手法之要，当明营卫深浅，卫行于表，营居于里，刺营无伤卫，刺卫无伤营。浅刺皮下得气，不伤血脉，乃刺卫；深刺筋肉得气，甚则微出营血，乃刺营也。

☞ **功用特点**

本法主要用于营卫失调所致病证。营卫互根互用，通过从卫分（浅层）或营分（深层）得气，进而将卫阳引至营分（深层）或将营阴引至卫分（浅层），从而达到营卫调和、阴阳相贯之目的。

☞ **注意事项**

（1）应注意掌握针刺的深浅，以此来区分营卫。具体尺寸应以解剖位置为依据，在许可的限度内决定。

（2）营卫补泻以得气为要领，不论补法还是泻法，首先要取气（得气），然后再行其他手法。如果在规定的深浅度久不得气，当用催气法；如果气仍不至当调节针尖方向和深浅度，不应拘泥。

☞ **病案举例**

赵某，女，41岁，诉发热2天。患者2天前因感风寒后出现发热，体温最高达到39℃，服解热镇痛药后，汗出热退，但旋即复起；因检查心肺未见异常、血常规正常，故要求物理治疗而来诊。现患者高热汗出，微恶风寒，咽喉肿痛，口渴喜饮，大便干，小便黄，舌红，苔黄，脉浮数。中医诊断：发热（风温证）。西医诊断：高热。

**辨治思路**：患者发热汗出，微恶风寒，说明营强卫弱，营卫失和。综观症、舌、脉，证属风温，法当疏散风热。取风池、大椎、合谷、曲池、商阳，所选穴位常规消毒，针刺深度以得气为度，得气后于大椎、合谷、曲池施以营卫补泻之泻法，商阳点刺出血，风池施以徐疾提插泻法，留针30分钟，每日1次。患者经1次针刺治疗后，高热未再出现，咽痛减轻。

又针刺治疗 2 次后热退身静，体温 36.5℃，大便已通而告愈。

**精彩点评**：大椎功善通阳泻热，为退热之要穴；曲池性善走表，功善疏散外邪，清泻阳明之热；手阳明经原穴合谷性善游走升散。三穴相配，内清外解，开肌腠之闭，解营卫之不和，为治外感之常用配方。三穴施以营卫补泻之泻法，意在加强其疏散之力，调和营卫；点刺放血商阳以清利咽喉，治其标。

## 第十一节　平补平泻法

平补平泻法原指先泻后补的一种补泻兼施的针刺方法，现在指针刺得气后，不做任何补泻手法，将针留于腧穴内，以平衡阴阳、调节气血的一种针刺手法。本法是相对于大补大泻而言，操作时刺激量较小、手法较轻。

☞ **操作方法**

（1）先泻后补法。下针得气后，仅取穴位三部中的一部，行幅度较小的提插或捻转补泻手法，先施泻法，后施补法，先祛邪，后扶正，注意补泻程度、效应应相同，反复操作几次即可出针。

（2）小补小泻法。下针得气后，采用小幅度、手法较轻、刺激量较小的提插手法，无补泻先后之分，反复操作几次即可出针。

平补平泻法

☞ **手法要点**

无论先泻后补法还是小补小泻法，在补泻手法上，都应掌握"平调"二字。先泻后补法，则补泻程度、效应应相同；而若以小补小泻法施针，应使手法较轻、刺激量较小，提插幅度适中，取其调和之意，并非纯补、纯泻之法。

☞ **功用特点**

本法具有调和气机之功，适用于阴阳虚实变化不明显的疾病。

☞ **注意事项**

（1）本法适用于虚证和实证不明显的疾病，或对针感较敏感又不易接受强烈针感的患者；对虚实互见、慢性病患者，也可应用；亦可用于治疗机体一时性气机紊乱，经气运行受阻，气血运行于经络而未入脏腑，或临床虚实难分者。

（2）提插幅度要小，速度要慢。

（3）一般在腧穴人部（中层）施术为宜。

（4）以使患者产生一定的针刺感应，又无不适的感觉为度。

☞ **病案举例**

马某，男，18 岁，诉左侧口眼㖞斜 3 日。患者 3 日前因浴后汗出，感受风寒，突发口眼㖞斜，曾服用中西药治疗，病情未见缓解而来诊。现患者口眼㖞斜，迎风流泪，餐后存食，不能皱眉鼓腮，纳可，寐欠安，二便调，舌淡红，苔薄白，脉浮紧。查体：左侧面肌轻度肿胀，运动障碍，触觉较右侧减弱，Bell 征阳性，船帆征阳性。中医诊断：吊线风（风寒袭经证）。西医诊断：面神经麻痹。

**辨治思路**：患者汗出后腠理开泄，寒邪乘虚侵入面部筋脉，痹阻经气，使筋脉失于濡养，肌肉纵缓不收，故发口眼㖞斜。综观症、舌、脉，证属风寒痹阻，法当祛风散寒、通经活络。患侧局部取丝竹空、听宫、颊车，远端取风池、合谷、支沟。所选穴位常规消毒，针刺深度以得气为度，诸穴行平补平泻法，留针 20 分钟，每日 1 次。连续针治 5 次后，口眼㖞斜好转，迎风流泪消除。因急性期已过，原穴加取患侧阳白、四白、下关、迎香、地仓，诸穴均施以平补平泻法，留针 30 分钟。又针治 5 次后，五官基本端正，唯见眼睑闭开无力，说笑时嘴㖞，继前针刺 10 次后病情痊愈。随访未再复发。

**精彩点评**：面瘫早期以外邪始中络脉为主要矛盾，故当此之时，应以疏散外邪为首务。取穴时应着重取具有疏散外邪、调和经气作用的远端穴，而少取病变局部腧穴，以防损伤局部经气，助邪伤正，引邪入里；针刺时施以浅刺，采取平补平泻法，意在通调表浅络脉之气，引邪外出，慎勿深刺；留针时因邪在卫表，病轻邪浅，又卫表为卫气之所司、卫气慓悍滑利而易脱，故少留针。后期经络瘀阻日久，病情缠绵难愈，故宜久留针。故此患者病变初期只取面部三穴疏通经气，针刺手法只行平补平泻法，而非提插、捻转甚或大补大泻之法，且留针时间短，而后期以经络瘀阻为主，故加取面部腧穴，并将留针时间延长至 30 分钟，以加强疏通经络之效。

## 第十二节　大补大泻法

大补大泻法是指相对于平补平泻法而言的一种操作幅度大、频率较快的针刺手法。本法始见于《针灸大成》，其记载："有大补大泻，唯其阴阳俱有盛衰，内针于天地部内，俱补俱泻。"大补大泻法刺激量较大，手法较重，对于阴阳盛衰明显的病证尤为适宜，又名调阴换阳法，或接气通经法。笔者临床常用于交接经取穴中，用于治疗经脉经气交接不畅或痹阻不通所致虚实之证。

☞ **操作方法**

针刺得气后，用腕力快速度、大幅度提插，以催动经气。

大补大泻法

## ☞ 手法要点

大补大泻法要注重对提插力度和幅度的把握。在力度方面，下按力度大（重插）、上提力度小（轻提）为补，下按力度小（轻插）、上提力度大（重提）为泻。而在幅度方面则要求提插幅度大，不同于提插补泻法，不拘泥于某一区域，而是从浅部直到深部，或从深部直达浅层。

## ☞ 功用特点

本法能使阴阳之气上下相接，且可补虚泻实、调和阴阳，主要用于经脉空虚、经气不相顺接之虚证，及经脉痹阻不通之大虚或大实的病证。

## ☞ 注意事项

（1）因本法有较强的补泻作用，刺激较强，故在辨证准确的前提下，方可采用本法。

（2）以患者能够耐受的针感强度为限。

（3）胸背头项部忌用。

## ☞ 病案举例

### 病案1：肩关节周围炎

付某，女，56岁，诉右肩关节疼痛半月余。患者半月前因受凉而致右肩关节疼痛，未予重视，后疼痛逐渐加重，曾服布洛芬缓释胶囊（芬必得）治疗疼痛未见好转而来诊。现患者右肩关节疼痛，每因劳累或受凉后症状加重，夜间疼痛明显，常影响睡眠，右上肢上举、外展、内旋均明显受限。舌暗红，苔薄白，脉弦紧。查体：右肩峰处明显压痛，局部无红肿，肩关节活动范围减小，前屈上举75°，外展55°，内旋后伸至髋。中医诊断：漏肩风（风寒痹阻证）。西医诊断：肩关节周围炎。

**辨治思路**：肩关节周围炎俗称"五十肩"。患者年过五旬，气血虚衰，筋脉失于濡养，腠理空虚，易为寒邪入侵；寒凝筋脉，气血不通，故右肩关节疼痛。综观症、舌、脉，证属风寒痹阻，法当活血祛瘀、通络止痛。取穴：天宗、肩髃、肩贞、阳陵泉。所选穴位常规消毒，针刺深度以得气为度。先于阳陵泉施以大补大泻之泻法，并嘱患者缓慢最大限度地活动肩关节。在活动中，医生随着患者活动的方向不断变换针刺方向，然后再针泻天宗、肩髃、肩贞，留针 30 分钟，每日 1 次。首次治疗后，患者肩关节疼痛明显减轻，但功能基本无变化；又经 3 次治疗后，肩关节疼痛基本消失，功能活动部分明显改善；继续治疗 5 次后，肩关节疼痛消失，功能活动恢复正常。

**精彩点评**：肩部为胆经所循行经过之处，而胆经的阳陵泉又为八会穴之筋会，是治疗筋病之要穴，故笔者于临证中凡遇筋肉之疾必取此穴。针刺此穴可舒筋利节，正如《灵枢·九针十二原》云："疾高而内者取之阴之陵泉，疾高而外者取之阳之陵泉。"施以大补大泻之泻法，同时配合患者互动法，更能增强气机的运行，促进气血通畅，从而达到通则不痛的目的。此为治疗肩关节疼痛之妙法，可谓屡用屡验。

### 病案 2：足跟痛

李某，男，34 岁，诉左足跟挫伤 1 天。患者 1 天前左足跟意外挫伤，当时左足跟剧痛并牵扯至跟腱、足内踝部，曾经药物外敷、熏洗治疗未愈，因疼痛难忍而来诊。现患者足跟刺痛，并牵及内踝、跟腱，局部无红肿，但有压痛，足不任地。舌暗红，苔薄白，脉弦细。中医诊断：足跟痛（血瘀痹阻证）。西医诊断：跟腱挫伤。

**辨治思路**：患者足跟疼痛，不红肿，但压痛，舌暗红，苔薄白，知其损伤不重，无离散之血，单行针刺即可。综观症、舌、脉，证属血瘀痹阻，法当活血化瘀、通络止痛。取健侧大陵，穴位常规消毒，针刺深度以得气为度，针尖向拇指方向刺入大陵，得气后施以大补大泻之补法。施术后足跟部疼痛消失，顿足行走皆可，唯仍觉内踝和跟腱处尚有疼痛。遂将针提至皮下，分别向尺侧和掌根后部针刺。得气后，患者足跟痛尽除，嘱其留针中行走 30 分钟。针后已能正常活动。继以前法治疗 2 次后，诸症消失，活动自如，病情告愈。

**精彩点评**：足跟痛针刺大陵属交接经取穴法，对于肾虚和络脉损伤、气血瘀滞者尤为适宜。临床由于病因病位的不同，取穴部位和刺法也不同。在选穴方面，因肾精亏虚而跟骨失养者，取患侧大陵；因络脉损伤而足跟血瘀者，取健侧大陵；单纯的足跟部疼痛，未牵及他处者，取患侧大陵；足跟疼痛牵及他处者，取健侧大陵，若针后痛减，转为重坠者，再刺患侧大陵。需要说明的是，临床上有的足跟痛依据病因病机应该取患侧穴，而依据病痛的范围又应该取健侧穴，对此应健、患侧同取，如肾虚之足跟痛牵及足心者，则取大陵。在针法方面则根据疼痛的部位确定针刺的方向，将患者足跟与掌根相对应。足跟痛偏于内侧者，刺大陵，针尖朝向桡侧；痛偏于外侧者，针尖朝向尺侧；痛偏于上者（跟腱），针尖朝向掌根后部；痛偏于下者（足心），针尖朝向掌心。临证时当选穴和刺法并重，这样才能收到满意的疗效。本证乃属于络脉损伤、瘀血阻滞所致足跟痛，病在络，法以"有痛而经不病者缪刺之"（《素问·缪刺论》），遂取健侧大陵治之，施以大补大泻之补法，意在加强接经通络之功。

# 第五章
## 留针法

留针是指针刺得气后，或施以行针手法后，将针留置于患者穴位之内的过程。留针法的记载首见于《黄帝内经》，究其留针之意主要有以下几点：一则为候气，候气是得气之基础，针入后，持针静候，细察针下之感，以待经气充盈，直至针下续满而沉；二则为守气，在得气、辨气的基础上，还需守气，以神御气，以意守气，使针感维持一定的时间和一定的效量，不能失气，方能调气；三则为补虚泻实，留针之补虚、泻实不似热补凉泻之手法，乃为静引气聚，以静生动，以动调之，使阴平阳秘。

然留针时间，众说不一，或以得气为度决定留针时间，或根据病性决定留针时间，或根据病位深浅决定留针时间，或以病程的长短决定留针时间，或以季节为度决定留针时间，或以体质为度决定留针时间，或以经脉气血多少为度决定留针时间，或以呼吸次数的多少为度决定留针时间，等等。而笔者留针时间，宗汪机"留针无定时论"。得气是正邪交争、经气祛邪于外的表现，为神应。"攻邪在乎针药，而行药在乎神气"，针感在，表明正邪尚在交争，胜负未分，不可出针，出针则病复；只有针感消失，针下松动，正邪休争，胜负已定，方可出针，而不致邪复。正如《金针赋》所记载："况夫出针之法，病势既退，针气微松。病未退者，针气始根，推之不动，转之不移，此为邪气吸拔其针，乃至气真至，不可出之；出之者，其病即复，再须补泻，停以待之，真候微松，方可出针豆许，摇而停之。"

## 第一节　影响针刺留针时间的因素

留针是为了加强针感的强度和针感的持续时间。目前，在临床中，多以留针 20~30 分钟为常规。笔者赞成汪机"留针无定时论"，不以呼吸次数的多少机械地定时。但临床上针刺留针时间的长短也确实受诸多因素影响。

1. 疾病之性质

必须分辨出疾病之寒、热、虚、实等属性，才能采取正确的手法以施针。

（1）寒证与热证。热属阳，寒属阴。邪热怒张趋于外，阴寒凝滞趋于内，故针刺治疗热证宜短留针或不留针，针刺治疗寒证宜久留针。但《灵枢》中同时指出热证也可用留针以清泻实热，如《灵枢·终始》记载："刺热厥者，留针反为寒。"此热厥证由热盛之极阳气郁闭引起，通过留针可调和气血，祛邪清热，故对于热证来说，应该结合病位、病程及疾病之轻重等因素加以考虑，不能笼统地以"热则疾之"来对待。

（2）虚证与实证。虚证者，脏腑经络经气不足，宜用补法久留针，以聚经气而补虚；实证者，邪气盛而正气亦不衰，宜用刺血法不留针，或用泻法，但留针时间宜短，以散邪气而泻实。

2. 病程之长短

一般而言，久病者，邪气深伏于内，病邪相对深重，宜久留针；新病者，邪气浅浮于外，病邪相对浅轻，宜少留针。

3. 病位之深浅

《灵枢·阴阳清浊》记载："故刺阴者，深而留之；刺阳者，浅而疾之。"此处的阴阳代表病位之深浅。刺阴者系指针刺在脏、在里之病，由于病位深，故针刺宜留针。刺阳者，系指针刺在腑、在表之病，由于病位浅，故针刺不留针。《灵枢·官针》中介绍的半刺法，就是一种"浅内而疾发针"的刺法，其记载："半刺者，浅内而疾发针，无针伤肉，如拔毛状，以取皮气，此肺之应也。"这也说明，邪留于肺卫浅表之处，宜不留针。

4. 病情之轻重

杨继洲在《针灸大成》中记载："轻者一补一泻足矣，重者至再至三也。"近代先贤承淡安先生亦说："病之盛者，宜久留其针，以待病势衰而后出针也。"一般而言，病情较重，宜久留针。

5. 患者之体质

《灵枢·终始》记载："凡刺之法，必察其形气。"指出了在针刺时，首先应观察患者体质强弱及元气盛衰的情况，并以此作为针刺的依据。体强之人，皮肉密固，若为邪害，气血易滞涩缓慢，故深刺留针而尽去其邪；体弱之人，皮薄肉少，气血清滑易脱，故浅刺不留针而无伤气血。体力劳动者，长露于风雨之中者，邪气易深，故深刺留针；脑力劳动者，长逸于广厦之内者，邪气易浅，故浅刺而徐缓。但临床上不能强求一致，需因人、因病而异。

6. 患者之年龄

年龄不同，生理功能的状态也不同。因此，针刺留针一定要考虑年龄。婴幼儿和年高体弱者，机体不易耐受，故针宜浅刺而快出，不留针或短暂留针。一般成年人机体耐受性强，故宜久留针。

7. 四时之变更

人体气血的正常运行与天时相应，会随着天时的变化发生相应的改变。四时阴阳消长有一定的变化，人之气血随之也有内外盛衰之不同，故在针刺时必须要考虑到经气运行与天时相应的变化，应根据四时气候的变化而调整留针时间的长短。如天气炎热，则人体气血易行，卫气上浮，故留针时间宜短；而天气寒冷，则气血运行缓慢，卫气下沉，故留针时间宜长。

8. 经脉气血之不同

手足三阴经和三阳经，长短、气血多少各异，留针时间亦不同，一般阳经比阴经留针时间长，足经比手经留针时间长。正如《灵枢·阴阳清浊》所记载："诸阳经气皆浊，诸阴经气皆清。""刺阳者，深而留之；刺阴者，浅而疾之；清浊相干，以数调之。"

9. 脉象之不同

脉象可以反映人体生理病理和气血盛衰的情况，故依据脉象可决定留针时间的久暂问题。如果脉见沉细、弦紧，多为虚证、寒证，可久留针；脉见浮大、滑数，多为实证、热证，宜不留针或少留针。

以上诸多因素，虽然都能影响留针时间的长短，但临床时不可拘泥，需根据针刺时的综合情况进行定夺，总以提高针刺疗效为要。

## 第二节　留针时辅助手法

### 一、弹法

弹法是指以手指弹叩穴位或针柄，以充实经气加强针感的一种针刺辅助手法。该法始见于《素问·离合真邪论》，经言："弹而怒之。"元代窦汉卿所著的《针经指南》则具体说明了以弹击针身为操作方法，其言："凡补时可用大指甲轻弹针，使气疾行。"明代汪机所著的《针灸问对》则将弹法与补泻法相结合，并以弹击针身方向不同来确定补泻，其言"如气不行，将针轻轻弹之，使气速行。用大指弹之，向左补也；用次指弹之，向右泻也。每穴各弹七下，故记载弹以催气"。

☞ 操作方法

1. 弹叩腧穴法

食指与中指相叠，食指居于中指掌侧，对准穴位，轻轻弹叩数下。

2. 弹叩针柄法

有以下三种弹法。

（1）食指与中指相叠，食指居于中指掌侧，以指甲部对准刺入穴位的针尾部轻轻弹叩，使针体微微震颤。

（2）拇指与食指相叠，食指居于拇指掌侧，以指甲部对准刺入穴位的针尾部轻轻弹叩，使针体微微震颤。

（3）用食指一指指甲对准针柄弹拨，使针体微微震颤。

弹法

☞ **功用特点**

本法一般在针刺得气后，在守气的情况下，于留针过程中施行，有催气、行气之功，以及加强针感的作用。

☞ **注意事项**

（1）使用弹法时，手指用力要均匀，不可过猛，以免引起弯针、疼痛等。

（2）弹叩时速度要均匀，频率不可过快，以免产生相反作用，使经气速去。

（3）弹法应在留针期间施行，一般 7~10 次即可，行针及进针时不宜使用。

二、刮法

刮法是指用指甲轻轻刮动针柄，用以催气、行气的一种常用针刺辅助手法。该法始见于《素问·离合真邪论》，书中称此法为抓法。明代李梴所著的《医学入门》中则清晰地记载了该法的操作，其言："将大指爪从针尾刮至针腰，此刮法也。"清代周树冬所著的《金针梅花诗钞》则认为刮法可分为补泻两种作用，"用食、中二指抵住针身，拇指爪甲频频刮针柄，使针身发生细微颤动，也有激发经气作用，向上刮则使气外出为泻，向下刮则使气入内为补"。

☞ **操作方法**

1. 单手刮针法

又分为以下三种方法。

（1）拇指抵住针柄头部，以食指或中指的指甲轻刮针柄。

（2）用食指、中指夹持针柄，以拇指指甲轻刮针柄，由下而上，起到泻的作用。

（3）用食指、中指夹持针柄，以拇指指甲轻刮针柄，由上而下，起到补的作用。

**2. 双手刮针法**

用押手拇指端按压针柄头部，略向下用力，左右两手食指弯曲，指背相对，夹住针体，用右手拇指指甲在针柄上来回轻刮。

刮法

☞ **功用特点**

（1）催气、行气。经气不至，刮动针柄可催气速至；经气已至，刮针柄可使气蓄满沉灌。

（2）增强针感。刮针柄后常可使针感增强并向周围扩散。

☞ **注意事项**

（1）刮时指甲关节要灵活，用力要均匀、连续。

（2）刮时指甲不宜过长或过短，要光滑平整。

**三、敲法**

敲法是指用手指垂直敲击针尾以推动针渐进的一种针刺辅助手法。该法始见于清代周树冬所著的《金针梅花诗钞》，其言："每见下针得气，气已畅行，如停针不动，则针下之气每渐减弱或消失，如重行旋、捻、提、按，则气又再见。如在停针之时防止针下之气中辍及催气前进时，可频频敲击针尾，以减少运针次数。……敲是垂直敲其针尾，使针尖逐步深入。待达到一定深度后，再行将针外提寸许，重新敲击之。"

☞ **操作方法**

针刺得气后，以拇指和中指夹持针柄，以食指指腹对准针尾进行垂直敲击，使针随敲而渐进，到达一定深度后，再将针外提寸许，重新敲击之。

敲法

☞ **功用特点**

（1）主要用于得气后的行气、导气，使针感加强和扩散。

（2）可减少运针次数，防止针下之气中辍，并可催气前进。

☞ **注意事项**

（1）本法需在得气基础上施行。

（2）应垂直敲。

（3）敲时用力要均匀，使针尖渐进，不可用力过猛，否则会使针感消失，或导致弯针，或使患者产生疼痛。

## 第三节　留针法

留针是指行针后手离毫针，将针放置于患者所刺穴位内的过程。其间可以不行针，需静置久留，也可以适当施以各种手法，留针一段时间后出针。根据其结合手法的目的，一般分为四种。

☞ **操作方法**

（1）动留针法。行针结束后，根据病情的需要，每隔5~10分钟重复行原手法一次，以加强针刺的作用，提高针刺的治疗效果。本法适用于虚实诸证及瘫痪、昏迷等静病。

（2）静留针法。行针结束后，不再施以手法，静止不动地将针放置于穴内，留针时间较长，一般在40分钟以上。本法适用于眩晕、抽搐、痉挛等动病。

（3）提留针法。行针结束时，离心方向微捻针，然后将针提至天部，静止不动地留于穴内。提留针法要注意在提针时，经气要慎守勿失。本法适用于动、紧、实证。

（4）插留针法。行针结束时，向心方向微捻针，然后将针插至地部，静止不动地留于穴内。插留针法要注意在插针时，经气要慎守勿失。本法适用于静、松、虚证。

☞ **手法要点**

动留针法在留针施以各种手法时，要注意手法的前后统一；提留针和插留针时，要注意在提针或插针时，经气要慎守勿失。

留针法

☞ **功用特点**

（1）留针候气。进针后气不至，可留针片刻，待气至；也可间歇地运针，运用各种催气手法，直到气至为止。所以动留针法多用于静病、久病。

（2）调气。行针得气后留针一段时间，有调气、行气之功。通过一定时间的留针，针下保持一定的得气感觉，并有利于再次行针催气，以增强针刺感应或使之沿经传导，使气至病所，可起到镇静、止痛、调整身体阴阳气血之作用，从而使经气调和。

（3）协助补泻。虚寒证留针，可补虚助阳；实热证留针，可泻实清热。采用提留针法可引邪外出，多用于邪实之证；插留针法可引气聚于内，扶助正气，多用于虚证。

☞ **注意事项**

（1）留针的时间长短及部位深浅应根据腧穴特点、疾病特点及人的体质等诸多因素而定。

（2）留针时必须将针体露出皮肤 3~5 分，切不可将针体全部刺入穴内，以防针柄与针身断折，针身留在患者体内而不能拔出，造成不良后果。

（3）留针时，要使患者保持舒适的体位，并嘱其不要改变体位，以免引起弯针、折针等事故。

（4）在颈项、胸部等部位的腧穴上留针时，要将针退到较浅的部位，避免因呼吸和肌肉的活动引针深入，发生刺伤重要脏器等事故。

（5）寒冷季节留针时，要注意患者的保暖，以防因肌体暴露而受凉，同时要注意不能将较重的衣物等直接盖压于针上，避免折针、弯针的发生。

# 第六章
## 出针法

　　出针是指针刺已达到了阶段治疗的要求，将针拔出患者体外的过程。在出针时，常配合一些手法。出针法的记载首见于《黄帝内经》，出针是进、行、留、出这四个针刺过程中的最后阶段，也是影响疗效的最后阶段，若审慎用之，可事半功倍，切不可草草出针，如拔枯草。故出针法应以治神为先，贵缓为旨，思辨为用，以辨针下气而决出针时机，辨病虚实而决出针之法。也就是说，出针是在治神御气的基础上，缓而出之，术者应将此二者有机结合。宗其二者，可察针下之感，或为"谷气来"而所生和缓之感，或为"邪气至"而所生紧涩之感，可辨针下之邪正盛衰；或思"针气微松"有病退之势，或思"针气始根"乃交争之时，可明出针之补泻之法；或施以"摇大针孔"以泻之，或施以"盖其外门"以补之。除此之外，此法亦可防止针刺意外，减少患者疼痛及其他不适，如《医经小学》中记载："出针不可猛出，必须作三四次，徐徐转而出之，则无血，若猛出针必见血也。"

　　思辨为用包括两层含义。首先要辨针下气。《金针赋》记载："况夫出针之法，病势既退，针气微松。病未退者，针气始根，推之不动，转之不移，此为邪气吸拔其针，乃至气真至，不可出之；出之者，其病即复，再须补泻，停以待之，真候微松，方可出针豆许，摇而停之。"就是告诫术者，要细心体会针下之感，抓住出针的最佳时机。若针下沉紧不动，乃正邪交争之时，出之则伤正气而致病复；只有针下松动，交争已罢，胜负已定，方可出针。另外，要明辨病之虚实，"虚则补之，实则泻之"。补泻手法不仅存于行针法中，也是出针法的重要环节。

# 第一节　出针时辅助手法

☞ **扪法**

扪法是指出针时用手扪闭针孔的一种针刺辅助手法。该法始见于《素问·离合真邪论》，其言："扪而循之。"其中的"扪"，即是此法。元代窦汉卿所著的《针经指南》中亦记载："凡补时，用手扪闭其穴是也。"

☞ **操作方法**

出针后用押手手指按压针孔，使针孔闭合。

扪法

☞ **功用特点**

（1）闭气补虚。根据开阖补泻理论，出针缓而用手指压按针孔令气不外泄，有补虚的作用，可治疗一切虚证、寒证。

（2）止血。如出针后针孔出血或出现血肿，可用扪法止血，压迫血肿，促进消退。

（3）缓解针后遗留的痛感。

☞ **注意事项**

（1）扪时用力宜适度，不可过重。

（2）实热证禁用此法。

## 第二节　出针法

出针是指行针已毕，达到了治疗要求，将针拔出患者体外的过程。根据治疗的目的和手法的需要，临床常将出针法分为平法出针、补法出针、泻法出针三种。

☞ **操作方法**

（1）平法出针。押手持消毒干棉球按于针孔周围，刺手持针轻微捻转，慢慢将针提至皮下，然后迅速拔出，切勿强力出针。

（2）补法出针。在患者吸气时，就是出针欲应用补法时，刺手快速将针提至皮下，迅速拔出，押手同时急按针孔。

（3）泻法出针。刺手慢慢将针提至皮下，在患者呼气时，摇大针孔，缓慢地将针拔出，不按闭针孔。

☞ **手法要点**

出针时，首先要明辨针下针感的有无，若针感仍在不可出针。此外，补法出针时，要求双手协同而迅速，必于患者吸气时，将针拔出体外；泻法出针时，要注意摇针有度，动作不宜过大。

出针法

☞ **功用特点**

出针终止了针刺调节经气的过程，是行针的最后手法。此时，采用补法或泻法出针，以补以泻，可增强补虚泻实之功。

### ☞ 注意事项

（1）出针时，必须注意不要使患者有痛感，要根据不同的补泻原理及针刺深浅选用不同的方法出针，防止滞针的发生。

（2）出针时不可猛用暴力，用力要柔和均匀，否则会引起出血及疼痛。

（3）如出现滞针或针下沉紧时，不可急于出针、用力猛拔，否则易引起出血和疼痛，甚至折针。应在针的周围揉按轻拍，待针松动后，方可出针。

（4）应注意消毒，防止针孔感染。如起针后针孔出血，要用酒精干棉球按压片刻以止血，切不可用手指直接按揉针孔。

（5）如出针后针刺局部仍有强烈的后遗感，多是由手法过重或留针时间过长所致。此时可用手指在针刺局部上下循按，以消除针感；如仍有针感，可用艾条施灸，或用毫针在局部再刺一针，给予较柔的刺激，可很快消除后遗感。

# 第七章
## 五味斋特色针法

　　五味斋特色针法为笔者将中医经典理论与多年临床实践总结出来的理、法、方、穴、术相结合的针刺方法，共有八种，分别为调理脾胃针法、调神益智针法、项腹针法、动静针法、深刺纳阳针法、养血柔肝针法、调神止痛针法和意气针法。每种针法各具特色，应用范围各不相同，多年来验之临床，疗效非常显著。其中意气针法已于进针法、行针法及补泻针法中详细论述，在此，将其他七种针法介绍如下。

### 第一节　调理脾胃针法

　　调理脾胃针法是笔者在《黄帝内经》和历代医家重视脾胃学术思想的启发下，根据脾胃之生理特性总结出来的，用于恢复脾胃升降运化功能的一种针刺方法。该法在临床可用于治疗脾胃升降失常所致的各种病证，常用于治疗 2 型糖尿病及其慢性并发症、眩晕及各种脾胃疾患等。通过临床研究发现，调理脾胃针法具有调节 2 型糖尿病患者糖脂代谢水平、改善其血液黏稠度等作用，对于糖尿病的血管并发症，如糖尿病肾病、糖尿病心脏病等均有确切疗效。

☞ **立法依据**

　　脾胃为后天之本、气血生化之源。两者一脏一腑，一阴一阳，并居于中焦。胃气主降，使饮食及糟粕得以下行；脾气主升，使精气得以输布。若胃纳通降失常，则呕吐、纳呆；脾运升清障碍，则腹胀、泄泻。所以，脾胃为升降之枢。《金匮要略》曰："四季脾旺不受邪。"脾胃健运则四脏气旺，不为邪侮。脾胃一病，生化乏源，内伤诸病由生。因此在治疗过程中，调理脾胃，使气血生化有源、气机得以正常运行是非常重要的。然调理脾胃，需因性制宜，相机而投，当遵循如下规律。

（1）升降失常为脾胃病之本，治当通调。脾以升为健，胃以降为顺，若其升降失常，清阳不升，浊阴不降，壅塞中焦，则变生脾胃诸疾，故治当通调，以复中焦升降之职。

（2）刚燥为脾之性，柔润为胃之性，治脾防滋腻、治胃防燥。脾为阴土，喜燥而恶湿；胃为阳土，喜润而恶燥；燥湿相济，则纳运有常，生化无穷。故临证在治疗脾胃病时，要注意顾护脾胃之习性，各得其宜。

（3）受纳运化为脾胃之能，治当消化。胃主受纳，脾主运化，若纳化失常，水谷不归正化，每易形成食滞、湿聚之证，故治当消滞运化，化湿利湿，健运中焦，升清降浊。

☞ 取穴与操作

（1）取穴。中脘、曲池、合谷、足三里、阴陵泉、三阴交、丰隆、血海、地机、太冲。

（2）操作。足三里、阴陵泉、三阴交施以徐疾提插补法，曲池、合谷、丰隆、地机施以徐疾提插泻法，中脘、血海、太冲施以平补平泻之法。诸穴留针30分钟。

**调理脾胃针法**

☞ 针方思路

中脘为胃经之募穴、六腑之所会，胃经之精气所汇聚之处，能健脾胃，助运化，调升降，功善升清降浊。足三里为胃经之合穴、胃气之大会，补之则能益脾胃，补脏腑之虚损，升阳举陷；泻之则能升清阳，降浊阴，引胃气下行，助胃气水谷之运化。阴陵泉为脾经之合穴，能祛湿健脾，运中焦，化湿滞，而开通水道。三阴交为足太阴、厥阴、少阴三经交会之穴，蕴藏着肝、脾、肾三脏之阴，有调补肝肾、调和气血、健脾化湿之功。三阴交与中脘、足三里相伍，以振发中焦阳气，健脾益气，养血滋阴，调理气机，使清气升，浊气降；与阴陵泉相配，以健脾利湿，开通水道。曲池为大肠经之合穴、大肠经气血所入之处，有由表达里、走而不守、通达上下、功专善行之特性，能协调胃肠，和胃降逆。合谷为大肠经所过之原穴，性能轻清走表，升而能散，泻而能降，与曲池相伍，通降胃肠，扫荡一切邪秽。太冲为肝经所注之输穴、原穴，其性下降，善于疏浚开导，平肝而调肝，取之意在调肝木以防横克脾土。丰隆为胃经之络穴，能降胃气之上逆而和胃，化湿祛痰，又能润肠通下，通利腑气。血海为脾血归聚之海，能引血归脾，有活血理血之功。地机为脾经之郄穴，为气血汇聚之处，乃活血养血之要穴。二穴相配可化血中之瘀滞，祛瘀生新，以复生化之源。诸穴合用，使升降有序，健运有常，气血得化，精微得布，脏腑百骸得以濡养。

☞ **随证加减**

糖尿病肾病，加肾俞、白环俞、膏肓、中极；糖尿病视网膜病变，加风池、四白、瞳子髎、睛明；冠心病，加大陵、内关、至阳；周围神经性病变，加外关、阳陵泉、悬钟、丘墟；便秘，加支沟、天枢；腹泻，加天枢、上巨虚；眩晕，加颈夹脊、悬钟；脾胃不和，加内关、公孙。

☞ **主治范围**

本针法常用于治疗以下几类疾病。①内科疾病：如糖尿病及其并发症、眩晕、胃痛、呕吐、痞满、泄泻、便秘、虚劳、呃逆、慢性胃炎、慢性肠炎、肠易激综合征、慢性肾炎、消化性溃疡、噎膈、贫血等。②男科疾病：如阳痿、早泄等。③妇科疾病：如月经不调、妊娠呕吐、带下病等。④儿科疾病：如小儿遗尿、小儿厌食、小儿腹泻等。

☞ **注意事项**

各腧穴的补泻手法须依据患者具体情况灵活变通。若因脾失运化而出现水湿停聚之癃闭、下肢浮肿之症，则应泻阴陵泉、三阴交以运脾利湿，开通水道；若因湿阻中焦，清阳不升、浊阴不降而出现头重、眩晕、呕吐之症，则中脘穴应施以泻法。

☞ **病案举例**

### 病案1：消渴

李某，女，57岁，诉眩晕1周。患者1周前无明显诱因地出现眩晕之症，后就诊于他院骨科，行手法康复治疗，症状未见好转，为求进一步治疗而来诊。现患者眩晕，无耳聋、耳鸣，头沉，周身乏力，口干，口渴不欲饮，多食易饥，寐欠安，大便每日二行，不成形，尿频，舌淡暗，舌边齿痕，苔白腻，脉沉细。查空腹血糖 22.1 mmol/L，糖化血红蛋白 10.2%。中医诊断：消渴（脾虚湿盛证）。西医诊断：2型糖尿病。

**辨治思路**：脾胃是人体内饮食水谷进行消化、吸收和输布精微的主要脏器。脾胃位居中焦，是升降出入的枢纽。胃气主降，饮食及糟粕得以下行；脾气主升，精气才能输布。在激惹因素刺激下，脾胃升降失常，纳化失司，则水聚为湿，谷滞为积，精微不归正化，其气上溢发为糖尿病。脾不升清，清阳不升，脑髓失养，故眩晕。脾不散精上输于肺，肺无以输布，故口渴、周身乏力。脾不能为胃行其津，燥热内盛，故消谷善饥。脾不能转输水谷精微，水谷精微下流膀胱，故尿频。综观症、舌、脉，证属脾虚湿盛，法当调理脾胃，以复脾胃升降运化如常，治以调理脾胃针法。针刺取穴：中脘、曲池、合谷、足三里、阴陵泉、三阴交、丰隆、血海、地机、太冲。操作：所选穴位常规消毒，针刺深度以得气为度，调理脾胃针法操作同上，留针30分钟，每日1次。患者针刺1个月后，眩晕、口干之症基本消失，周身乏力较前明显好转，口不渴饮，纳食减少，寐安，大便每日二行，成形，小便可，舌淡暗，苔白，脉沉细。查空腹血糖 7.5 mmol/L，餐后 2 小时血糖 8.13 mmol/L。继前针刺 1 个月后，查空腹血糖 6.9 mmol/L，餐后 2 小时血糖 7.2 mmol/L，无不适之症，舌淡暗，苔薄白，脉沉细。继前针刺 1 个月后，查空腹血糖 5.7 mmol/L，餐后 2 小时血糖 5.6 mmol/L，舌淡，苔薄白，脉沉细。诉偶食香蕉、豆包后，血糖未见增高。

**精彩点评：** 余认为脾虚湿盛是 2 型糖尿病的易患因素，在激惹因素作用下，可导致脾胃升降运化功能失常而发消渴，所以说脾胃同病是 2 型糖尿病的病理基础，脾胃升降运化失常是 2 型糖尿病发病的主要病机，脾胃功能失常贯穿 2 型糖尿病的始终。调理脾胃，恢复其升降运化功能，是治疗 2 型糖尿病的关键，故以调理脾胃针法，恢复脾胃运化和升清降浊之功而奏效。

### 病案 2：噎膈

陈某，女，32 岁，诉下咽困难近 15 年，加重 1 周。患者 15 年前无明显诱因地出现下咽困难之症，于当地医院诊断为贲门失弛缓症，予肉毒素注射治疗后基本能吞咽饮食、水，但需缓慢进食。1 周前因右下腹疼痛而服用美沙拉嗪肠溶片，腹痛消失但咽中略有不适，患者恐为下咽困难之症复发，情绪紧张焦虑，随后症状加重，几乎不能吞咽饮食、水，为求进一步治疗而来诊。现患者消瘦，饮食、水下咽困难，食后常有呕吐，饮水后咽喉部时有堵闷感，平素流质饮食，伴气短，胃中饥饿感，口渴，大便三日一行，不成形，小便量少。月经延期，三十五日一行，每次行经 7~8 天，量少，色淡红。舌淡暗，苔白，脉沉细。查胃镜示：贲门黏膜光滑，进镜有阻力，U 形观察贲门口未见占位性病变（河北医科大学附属第二医院，2013 年 10 月 16 日）。肝胆胰脾 B 超示：未见明显异常（天津医科大学总医院，2014 年 8 月 23 日）。中医诊断：噎膈（脾胃亏虚证）。西医诊断：贲门失弛缓症。

**辨治思路：**《素问·阴阳应象大论》云："清气在下，则生飧泄；浊气在上，则生膜胀。"脾主升清，胃主降浊。若中焦亏虚，脾气不升，胃气不降，脾胃升降运化失常，则下咽困难、食则呕吐。脾胃为气血生化之源，脾失健运，气血津液无以化生，肌肉失养，津液不能上承于口，故消瘦、乏力、口渴。气血亏虚，经血不能盈溢，故月经延期。综观症、舌、脉，证属脾胃亏虚、升降失常，法当益气健脾、调理升降，治以调理脾胃针法加减。针刺取穴：中脘、曲池、合谷、足三里、阴陵泉、三阴交、丰隆、血海、地机、太冲。加取：不容、承满、天枢、梁门、公孙、内关。操作：所选穴位常规消毒，针刺深度以得气为度，调理脾胃针法操作同上，加取穴位平补平泻，留针30分钟，每日1次。患者经治1个月后，下咽困难及周身乏力之症较前明显好转，进食量增多，半流质饮食，食后呕吐之症较前减少，进食后时有呃逆。大便每日一行，成形，小便可。查胃部B超示：胃下垂。在原针刺处方基础上加取关元、提托、百会，以升提举陷，其中关元行捻转补法。依前法治疗3个月，已能正常饮食。

**精彩点评**：本病属中医学"噎膈"范畴。明代赵献可《医贯·噎膈论》记载："噎膈者，饥欲得食，但噎塞迎逆于咽喉胸膈之间，在胃口之上，未曾入胃即带痰涎而出。"噎膈一病，病位在中焦，乃气机升降失常，闭塞中焦而致，故以调理脾胃针法调节中焦气机升降。加取腧穴中，不容性主开，功善调中开胃，为治疗胃痛胀满、饮食不下之要穴；承满性主行，功善和胃理气；梁门者意指膏粱之物出入之门户，系胃之津梁关要也；天枢性善疏通，走而不守，斡旋上下，使气机上通下达；公孙功善运脾、内关功善和胃，二穴相伍，健脾和胃。诸穴合用，使脾健胃强，升清降浊，噎膈自除。

### 病案3：面瘫

王某，女，79岁，诉右侧口眼㖞斜2天。患者2天前因右侧颜面偶受风寒致右眼疼痛伴流泪，当日发展致右侧口眼㖞斜，未系统治疗，现为求进一步治疗而来诊。患者右侧口眼㖞斜，鼓腮漏气，漱口漏水，右耳前麻木，颊部微肿，耳后无疼痛，纳少，体胖，夜寐安，大便溏，小便可，舌淡暗，苔白腻，脉沉细。检查：船帆征阳性。查头颅CT：未见明显异常。右侧颜面肌电图提示符合右侧面神经不完全损害。中医诊断：面瘫（脾虚邪盛证）。西医诊断：周围性面神经麻痹。

**辨治思路**：《诸病源候论·偏风口㖞候》云："偏风口㖞，是体虚受风，风入于夹口之筋……故令口僻也。"综观诸症，患者乃脾虚不运，痰湿内蕴，正不胜邪，风寒邪气痹阻脉络，故口眼㖞斜，颊部微肿。脾气亏虚，清气不升，故便溏。脾不健运，故纳少。浊阴壅塞肌腠，故颜面微肿。综观症、舌、脉，证属脾气亏虚、风寒外客、络脉纵缓不收，法当健脾益气、舒筋活络，治以调理脾胃针法加减。针刺取穴：中脘、曲池、合谷、足三里、阴陵泉、三阴交、丰隆、血海、地机、太冲。加取：丝竹空、听宫、颊车、地仓、风池、支沟。操作：所选穴位常规消毒，针刺深度以得气为度，调理脾胃针法操作同上，加取穴位丝竹空、听宫、颊车、地仓采用浅刺平补平泻法，风池、支沟采用提插捻转泻法，留针30分钟，每日1次。

**精彩点评**：面瘫为针灸科常见病证，虽多为感受风寒所致，病在面部络脉，但亦需辨证施针。笔者认为面瘫证型有四：风寒袭经证、风热袭络证、热毒炽盛证、脾虚邪盛证。本例患者内因脾气亏虚、卫外不固，法当健脾益气、扶正祛邪，故主以调理脾胃针法，配以局部交会要穴，通经活络，加远端取穴风池、合谷疏散外邪，支沟调理气机，以复气机升降出入之功。要知面瘫早期面部取穴宜少不宜多，手法宜轻不宜重，留针宜短不宜长，以重取远端穴位，扶正祛邪为主。切记！切记！

### 病案4：膝痹

李某，男，64岁，诉左侧膝关节疼痛肿胀半年余。患者半年前无明显诱因地自觉左侧膝关节疼痛，曾就诊于中国人民解放军第二五四医院，查左膝关节X线示：左侧膝关节退行性变。后未系统治疗，因症状加重而来诊。患者左侧膝关节疼痛肿胀，压痛明显，行走不便，蹲起受限，皮温不高，纳呆，寐安，大便每日二行，质黏，小便调，舌暗，苔白腻，脉沉细。中医诊断：膝痹（脾虚血瘀证）。西医诊断：左侧膝关节退行性变。

**辨治思路**：患者膝关节肿痛，但皮温不高，可知其瘀乃阴瘀，非湿热瘀滞，加之其纳呆、便溏，可知乃脾虚升降运化失常，湿浊不化，下流关节，湿阻血瘀所致。综观症、舌、脉，证属脾气亏虚、湿阻血瘀，法当健脾祛湿、活血止痛，治以调理脾胃针法加减。针刺取穴：中脘、曲池、合谷、足三里、阴陵泉、三阴交、丰隆、血海、地机、太冲。加取：内外膝眼、阳陵泉、手三里。操作：所选穴位常规消毒，针刺深度以得气为度，调理脾胃针法操作同上，加取穴位平补平泻，留针 30 分钟，每日 1 次。针刺 1 周后，疼痛较前减轻，蹲起时可耐受。继前治疗 1 周后，膝关节肿胀、疼痛明显减轻，可负重行走，纳食可。又经 1 周治疗后，诸症基本消失，行走如常，蹲起无碍。

**精彩点评**：本案发病与脾虚、血瘀有关。《金匮要略·中风历节病脉证并治》曰："荣气不通，卫不独行，荣卫俱微，三焦无所御，四属断绝，身体羸瘦，独足肿大，黄汗出，胫冷，假令发热，便为历节也。"可见脾虚气血生化乏源，四属断绝，筋脉失养可致骨痹。该患者即为脾气亏虚，湿浊下注，关节瘀痹，所以治疗上以调理脾胃针法调理脾胃升降运化，重在健脾益气。阳陵泉为八会穴之筋会，是治疗筋病之要穴；手三里寓"下病上取"之意，为治疗膝关节屈伸不利经验效穴；加之局部针刺内外膝眼，舒关利节。诸穴共奏健脾益气、化湿祛瘀、活血止痛之效。

### 病案 5：眩晕

刘某，女，43 岁，诉头晕恶心呕吐 2 月余，近来加重。患者 2 个月前患急性肠炎，康复后出现头晕，渐至恶心呕吐，自行服用胃肠安丸治疗，症状未见好转，因症状逐渐加重而来诊。现头晕目眩，时有恶心欲呕，甚则呕吐胃内容物，纳少，脘闷不舒，多食则吐，二便正常，夜寐可，舌暗，苔白腻，脉弦滑。查颈椎正侧位 X 线片示：$C_{3-7}$ 唇样增生，$C_{3-4}$ 椎间隙变窄，生理曲度变直。中医诊断：眩晕（痰湿中阻证）。西医诊断：颈性眩晕。

**辨治思路**：患者因患肠炎后致头晕，并伴有呕恶，可知邪虽去而中气亦虚。清阳不升，清窍失养，则头晕目眩；浊阴不降，纳化失常，则纳少呕恶，甚则多食即吐。舌脉亦为痰湿内阻之象。综观症、舌、脉，证属清阳不升、浊阴不降、浊邪害清，法当调理脾胃、升清降浊，治以调理脾胃针法加减。针刺取穴：中脘、曲池、合谷、足三里、阴陵泉、三阴交、丰隆、血海、地机、太冲。加取：风池、$C_{1-7}$ 夹脊穴。操作：所选穴位常规消毒，针刺深度以得气为度，调理脾胃针法操作同上，加取穴位平补平泻。留针 30 分钟，每日 1 次。针刺治疗 3 次后，眩晕明显好转，恶心呕吐消失，晨起时偶有头晕，纳食较前增多。继前治疗 1 周后，诸症消失。

**精彩点评**：《黄帝内经》认为"无风不作眩"，张景岳认为"无虚不作眩"，朱丹溪认为"无痰不作眩"，王清任认为"无瘀不作眩"，刘完素认为"无火热不作眩"。笔者认为无论风、火、痰、瘀、虚之眩晕，治疗皆不离乎中焦，因中焦为人体升降之枢纽，脾主升清，胃主降浊，升降失常则气机紊乱，百病由生。眩晕病机关键为清阳不升、浊阴不降，故以调理脾胃针法从调理脾胃升降入手，以治其本。本固标定，清升浊降，眩晕自止。调理脾胃针法治疗痰浊中阻眩晕，屡用屡验。

# 第二节　调神益智针法

调神益智针法是笔者在《黄帝内经》重神思想的启发下，根据脑之生理特点、病理特征总结出来的一种调理神志的针刺方法，临床可用于治疗神机失用所致的各种病证，如血管性痴呆、阿尔茨海默病等。通过临床研究发现，调神益智针法可明显改善血管性痴呆患者智能状况，提高其学习、记忆、计算、语言等认知能力，同时可提高患者日常生活能力，是治疗痴呆的有效方法。

## ☞ 立法依据

神有广义、狭义之分，广义的神是指人体脏腑功能活动的表现，狭义的神是指精神、情志活动。神主宰人体一切，得神者昌，失神者亡，故调神在治病当中至关重要。自《黄帝内经》以降，历代医家都非常重视神在诊疗疾病当中的作用。《素问·汤液醪醴论》记载："帝曰：形弊血尽而功不立者何？岐伯曰：神不使也。……针石，道也。精神不进，志意不治，故病不可愈。"元代窦汉卿《针经指南·针经标幽赋》亦记载："凡刺者，使本神朝而后入。既刺也，使本神定而气随。神不朝而勿刺，神已定而可施。"而调神亦为治病取效之关键，亦如张景岳所说："凡治病之道，攻邪在乎针药，行药在乎神气。故施治于外，则神应于中，使之升则升，使之降则降，是其神之可使也。若以药剂治其内而藏气不应，针艾治其外经气不应，此神气已去，而无可使矣。"明代李时珍明确提出脑与精神活动的相关性，谓

"脑为元神之府"。清代汪昂《本草备要》亦有"人之记性，皆在脑中"的记载。说明人的精神、意识和思维活动是大脑的生理功能对外界事物的反映。总之，自古至今，是脑主神明还是心主神明，争论不休。笔者认为神之体在脑，神之用在心，无论取穴施针还是遣方用药，都要以治神为首务。调神益智针法就是为神志失聪、神机失用而设。欲当调其神，先当明其所苦所欲，知其生理特性。从生理上讲，脑为奇恒之府、精髓之海，贮藏精血，宜实宜满，满则邪不能害，故满而不泻也；同时，脑为元神之府、清静之所，宜清宜静，清则神藏，静则神安。所以说脑为奇恒之府宜实宜满，脑为元神之府宜清宜静。反之，髓海空虚，空则神浮，虚则邪害。浊邪害清，元神受损，则神机失用。由此可知，脑病病性不外虚、实两端。虚责之于阴虚为本，即肾精不足，脑髓空虚；实责之于痰瘀为标，即痰浊蒙窍，瘀阻脑络。故而笔者提出脑为髓之海，非养不满，脑病易虚非养不实；脑为元神之府，非清不静，脑病易闭非清不开。故脑病易虚易闭，治疗当牢记"清""养"二字，清浊开闭泻其实，养精益髓补其虚。临床辨证施治时，既要注意肾精亏虚、髓海不足的一面，又要注意痰瘀蒙窍的一面。根据病程发展的不同阶段、病情虚实之偏重，或以补虚为主，或以祛邪为主，或攻补兼施，祛邪不伤正，补虚不碍邪，但总以调神益智为首务。

☞ 取穴与操作

（1）取穴。水沟、四神聪、神庭、大陵、内关、然谷、血海、太冲。

（2）操作。内关施以徐疾提插补法，水沟、大陵施以徐疾提插泻法，四神聪、神庭、血海、然谷、太冲施以平补平泻法。

调神益智针法

☞ **针方思路**

水沟为督脉和手足阳明经之会，性善启闭开窍，能开启元神之府之窍。四神聪位于巅顶，内应大脑，善调元神之气机而调神治神，有健脑调神之功。神庭乃元神所居之庭堂，为督脉和足太阳、足阳明之交会穴，刺之能通阳，以复阳气养神则精之效，而有养神安神之功。大陵为手厥阴心包经脉气所注之输土穴、原气所过而留止之原穴、本经子穴，既能祛邪扶正、宁心安神，又能祛邪泻火、清心安神。内关为手厥阴心包经之络穴，补则能养心血、益心神、健脑益智。然谷为足少阴肾经之荥火穴，为水中之真火，燃于深谷之中，取之不尽，用之不竭，生生不熄，少火生气，故补之灸之能温补少阴之火、温阳益气，泻之能潜镇龙雷之火、滋阴泻火，为一双向调节的特效穴，针之则能滋肾养神。血海为血液汇聚之海，有导血归海之效，能扶脾统血、养血活血、清血分热、调理血室，为治疗血证之要穴。太冲为足厥阴之脉所注之输土穴，又是足厥阴肝经之原穴，其性下降，善于疏浚开导，既能平肝熄风、清热降逆，又能养血柔肝、和肝敛阴。诸穴合用，意在清心开窍而醒神，滋精养血而养神，共奏调神益智之功。

☞ **随证加减**

若髓海不足，精亏髓少偏重者，加补太溪、三阴交、中注，称为"滋阴调神益智针法"；若痰浊蒙窍，瘀阻脑络偏重者，加泻阴陵泉、丰隆，称为"豁痰调神益智针法"；若脾肾阳虚，痰瘀阻窍偏重者，加补大赫、关元、足三里，称为"温阳调神益智针法"。此外，神机失用常伴有诸多兼症，所以临床除在辨证论治原则指导下，按常法施治外，尚需随兼症之异，选穴治疗。如兼有强哭强笑者，配刺人中、前顶；兼有言语不利者，配刺哑门、廉泉、通里；兼有吞咽困难者，配刺崇骨、廉泉、旁廉泉。

☞ **主治范围**

本针法常用于治疗血管性痴呆、阿尔茨海默病、注意力缺陷多动障碍、癔症、神昏等疾病。

☞ **注意事项**

　　水沟为调神醒脑之要穴，故在针刺水沟穴治疗神机失用之疾时，需密切关注患者的神情变化，通过患者的反应来判断病情的轻重。若针刺时患者仍表情淡漠、反应迟钝，则可相应地加大刺激强度。

☞ **病案举例**

 **病案 1：髓海不足型呆证**

　　王某，男，61 岁，家属代诉反应迟钝伴左侧肢体活动不利 2 个月。患者 2 个月前饮酒后突发左侧肢体乏力，遂就诊于中国人民解放军第二五四医院，查头颅 MRI 示右侧基底节区梗死，当时未予溶栓，给予清除氧自由基、改善脑代谢、抗血小板聚集等西医治疗后，遗有反应迟钝、左侧肢体活动不利之症，现为求进一步治疗而来诊。患者反应迟钝，计算力差，记忆力减退，饮食、水不呛，左侧肢体活动不利，纳可，寐欠安，大便三四日一行，小便可，舌红，少苔，脉沉细，肌力左侧肢 3 级，右侧肢 4 级。中医诊断：中风，呆证（髓海不足型）。西医诊断：脑梗死（恢复期），血管性痴呆。

　　**辨治思路**：患者年近古稀，肝肾阴亏，髓海不足，神失所养，复因饮酒助热伤阴，阴虚风动，故发为中风、痴呆。综观症、舌、脉，证属髓海不足、肝肾亏虚，法当养精益髓、调神益智，治以滋阴调神益智针法加减。针刺取穴：水沟、四神聪、神庭、大陵、内关、然谷、血海、太冲、太溪、三阴交、中注。加取左侧肢体功能穴：肩髃下 2 寸、臂臑、曲池、外关、合谷、环跳、伏兔、阳陵泉、足三里、委中、绝骨。操作：所选穴位常规消毒，针刺深度以得气为度，调神益智针法操作同上，太溪、三阴交、中注行提插捻转补法，加取穴位平补平泻。留针 30 分钟，每日 1 次。针刺半个月后，患者神志改善，可简单问答，大便每日一行，舌红，苔薄，脉沉细。又继前治疗 2 个月后，记忆力和计算力明显改善，问答正常，左侧肢体肌力 4- 级，舌暗，苔薄，脉沉细。

**精彩点评**：血管性痴呆基本病机是脑髓空虚、痰瘀痹阻、神机失用，临证当根据患者不同表现，结合病理发展的不同阶段，或以补肾益髓为主，或以温补脾肾、化痰通络为主，或以清热化痰、通络开窍为主，但总以调神益智为首务。《类证治裁·健忘》指出："人之神宅于心，心之精依于肾，而脑为元神之府、精髓之海，实记性所凭也。"《医方集解·补养之剂》云："人之精与志，皆藏于肾，肾精不足则肾气衰，不能上通于心，故迷惑善忘也。"皆说明了肾精盛衰与否，关乎记忆脑神。笔者认为五脏六腑之精皆上荣于头，以成七窍之用，脑为髓海，赖肾精发育形成，并受肾所藏之先天之精和五脏六腑之精的濡养。该患者肾精亏虚，无以上充髓海，髓海不足，神机失用，加之阴虚风动，则中风、痴呆，故采用滋阴调神益智针法治疗。

### 病案 2：脾肾阳虚型呆证

刘某，女，58 岁，诉反应迟钝嗜睡 4 个月余。患者 4 个月前无明显诱因地出现懒言乏力，多卧少动，渐至记忆力明显减退，曾经多方中西医治疗，未见明显疗效，且症状逐渐加重，现为求进一步治疗而来诊。患者反应迟钝，善忘呆笨，头晕乏力，懒言嗜睡，坐中、活动中即能入睡，纳呆，便溏，形体肥胖，舌淡暗胖大，苔白，脉沉缓。查体：生理反射存在，病理反射未引出。头颅 CT 提示：脑萎缩。中医诊断：痴呆（脾肾阳虚证），多寐。西医诊断：脑萎缩，发作性睡病。

**辨治思路**：患者体胖、便溏、纳呆，则脾肾阳虚可知；其发作性睡病，伴善忘呆笨、反应迟钝，则阳虚神明失养已显。综观症、舌、脉，证属脾肾阳虚、神明失养，法当温阳益气、调神益智，治以温阳调神益智针法。针刺取穴：水沟、四神聪、神庭、大陵、内关、然谷、血海、太冲、大赫、关元、足三里。操作：所选穴位常规消毒，针刺深度以得气为度，调神益智针法操作同上，大赫、关元、足三里行意气热补法。留针 30 分钟，每日 1 次。患者经治疗 1 周后，发作性睡病明显减少，头晕、便溏好转，纳食正常，效不更方；继前治疗 1 个月后，睡眠正常，反应明显改善，对答如流；又继前治疗半个月，诸症消失而告愈。

**精彩点评**：《千金翼方》云："人年五十以上，阳气日衰，损与日至，心力渐退，忘前失后，兴居怠惰。"说明了阳气虚衰，使人衰志，记忆力、活动能力下降，而养阳即能养神。《灵枢·大惑论》也明确指出"其气不清则欲瞑，故多卧矣"。本例即为阳气虚衰，不能养神则精，起居衰败，故当振奋阳气，以恢复"阳气者，精则养神"的功效。治以温阳调神益智针法，重在温阳，以足少阴肾经脉气所发之大赫（为赫赫下焦元阳升发之处，水中之火）助热生阳，合人体元气始生之关元，又加刺足三里，补益气血，温养元阳。诸穴合用，共奏温阳兴神、调神益智之功。

## 第三节　项腹针法

项腹针法是笔者根据经络学说之标本根结理论，取标结之所在治疗肢体疾患根本的一种针刺方法，常用于治疗四肢筋脉痉挛之病。通过临床研究发现，项腹针法可明显改善中风患者的痉挛状态，有效地缓解患者肌张力增高、腱反射活跃或亢进、肢体阵挛等症状，从而改善患者肢体功能活动，提高患者日常生活能力，是治疗中风后偏瘫痉挛状态的一种有效方法，且安全可靠，无不良反应。

☞ **立法依据**

项腹针治疗四肢疾患，有本病标取、下病上取之义。《灵枢·卫气》记载："胸气有街，腹气有街，头气有街，胫气有街。"《灵枢·动输》记载："四街者，气之径路也。"说明胸、腹、头、胫是经脉之气聚集的部位，四肢经脉的经气多汇集于气街部位，临床中可取头和胸腹部腧穴治疗四肢的疾病，即"本病取标"，《肘后歌》便有"腿脚有病风府寻"的经验总结。中医经络标本根结学说认为，十二经脉的"根"与"本"部位在下，为经气始生始发之地；"结"和"标"部位在上，为经气所结所聚之处；头项、胸腹部属标，四肢属本。临证取穴治病既可病在标者取之标、病在本者取之本，亦可病在本者而治其标、病在标者反治其本。正如《素问·标本病传论》所记载："凡刺之方……有其在本而求之于标，有其在标而求之于本……知标本者万举万当，不知标本是谓妄行。"《素问·五常政大论》亦指出："病在上取之下，病在下取之上，病在中傍取之。"故取项、腹部腧穴能治疗四肢疾患。《灵枢·经脉》记载："膀胱足太阳之脉……是主筋所生病者，是动则病冲头痛，目似脱，项如拔，脊痛腰似折，髀不可以曲，腘如结，踹如裂是为踝厥。"《素问·骨空论》记载："督脉为病，脊强反折。"由此可见，筋脉痉挛的病位主要责之于足太阳膀胱经和督脉。督脉总督诸阳之气以温煦全身；足太阳膀胱经为巨阳，为十二经之长，主筋所生病。《素问·生气通天论》记载："阳气者，精则养神，柔则养筋。"故通过刺激颈部督脉及足太阳膀胱经的腧穴可以振奋阳气而使筋有所柔，从而缓解肢体的痉挛状态。

☞ **取穴与操作**

（1）取穴。风府、大椎、中脘、关元、风池、天柱、百劳、滑肉门、天枢、外陵。

（2）操作。项腹针方采用动留针法，留针中不停地或间断地行针，或可选用电针以加强针感和感传。诸穴留针 30 分钟。

项腹针法

☞ **针方思路**

风府、大椎位居项部，隶属督脉，而督脉循行于腰脊正中，上达巅顶，为全身阳脉之主干，与十二经脉之手足三阳经交会，有"阳脉之海"之称，能统摄全身阳气，具有调整和振奋人体阳气的作用，刺之可使阳气旺盛，则筋有所柔。天柱系足太阳膀胱经脉气所发之处，而足太阳膀胱经是主导人体气血的重要经脉之一，太阳为巨阳，为诸阳主气，阳气气化可生精微，内可养神，外可柔筋，故足太阳膀胱经主筋所生病，刺之可舒筋活络，振奋阳气。风池位居足少阳胆经，其循于身之阳侧，主骨之所生病，该穴以善治骨病著称。百劳为经外奇穴，是治虚损之要穴，刺之可补虚扶正。项部六穴皆为各经经脉标之所在，故亦有本病取标、下病上取之意。足阳明胃经多气多血，滑肉门内应于肠，性善滑利通降，可调理胃肠、利湿降逆，与外陵左右共四穴合称腹四关，该四穴具有通调气血使经气上输下达肢体末端，引脏腑之气向全身布散的功用。天枢为胃经的经穴，居人体上下之中，刺之可使气血上输下达，疏通四肢经络。中脘为胃经之募穴、六腑之所会，有健脾胃、助运化、升清降浊之功，关元为温阳益气之要穴，两穴相伍，温阳益气以治本。腹部五穴皆为经脉结之所在，四肢为经脉根之所在，四肢根部病变，可取其结治之。诸穴合用，能温阳益气、化湿祛瘀，共奏温通经脉、养筋舒筋之功。

☞ **随证加减**

肢体偏废不用，肢软无力，或兼有偏身麻木者，加肩髃下2寸、臂臑、曲池、外关、合谷、环跳、伏兔、血海、阳陵泉、足三里、委中、悬钟；患肢僵硬屈伸不利，甚则拘挛变形，肢体肌肉萎缩，舌暗红少苔者，加补三阴交、太溪、肾俞；肩痛抬举困难者，加刺大椎、肩三针；肩关节脱臼者，加刺大椎、巨骨；腕下垂者，加刺阳池、腕骨；手指拘挛者，加刺四渎、后溪；足内翻者，加刺飞扬、绝骨、丘墟、京骨；足下垂者，加刺解溪。

☞ **主治范围**

本针法常用于治疗中风后偏瘫痉挛状态、手足震颤、共济失调、颈椎病、痿证等。

☞ **注意事项**

（1）由于本针刺手法要求重、深、强，刺激量较大，故操作时需根据患者的耐受程度调整手法强度，以免导致患者惧针或晕针。

（2）由于刺激较深，故对于一些有风险的穴位须调整好方向进针。如风府穴需向下颌方向斜刺2~3寸；风池穴应向鼻尖方向斜刺2~3寸，或向对侧眼球方向斜刺 1.5~3 寸。

### ☞ 病案举例

杜某，男，54 岁，诉左侧肢体活动不利 2 月余。患者于 2 个月前因劳累后出现左侧肢体乏力，当时神清，未予治疗，转日自觉症状较前加重，肢体活动不利，遂就诊于天津市环湖医院，查头颅 MRI 示脑梗死，静脉滴注西药治疗后，仍遗有左侧肢体活动不利、左上肢拘挛之症，为求进一步治疗而来诊。现患者神清，语利，左上肢拘挛，肌肉僵硬，活动不利，握固不能，纳可，寐安，大便每日一行、质黏，小便可，舌暗，苔白腻，脉沉滑。查体：左侧肢体肌力 3 级，肌张力增高，左侧腱反射亢进，左巴氏征、奥本海姆征阳性。头颅 CT 提示脑梗死。中医诊断：中风（风痰阻络证），筋痹。西医诊断：脑梗死（恢复期），中风后偏瘫痉挛状态。

**辨治思路**：患者经 2 个月的治疗与锻炼，阳气耗伤，发为痉挛，病机有二：一则阳气虚衰不能温养筋脉，筋失温煦；二则阳气虚衰，阳不化气，津停血阻，酿湿生痰，因痰致瘀，痰瘀互结，壅塞脉络，筋失柔养。舌暗，苔白腻，脉沉滑，乃湿阻血瘀之象。综观症、舌、脉，证属阳气虚衰、湿阻血瘀，法当温阳益气、祛湿化瘀，治以项腹针法为主加减。针刺取穴：风府、大椎、风池、天柱、百劳、滑肉门、天枢、外陵、中脘、关元。加取患侧肢体功能穴：肩髃下 2 寸、臂臑、曲池、外关、合谷、后溪、环跳、伏兔、阳陵泉、足三里、委中、绝骨。操作：所选穴位常规消毒，针刺深度以得气为度，项腹针法操作同上，加取穴位平补平泻，留针 30 分钟，每日 1 次。经治 1 个月后，左上肢肌张力明显减低、握力差明显改善，纳可，寐安，二便调，舌淡暗，苔白，脉弦。左侧肢体肌力 4 级。

**精彩点评**：《素问·生气通天论》曰："阳气者，精则养神，柔则养筋。"指出筋得阳气温养才能柔和而肢体活动自如。《黄帝内经》多次强调"因于湿，……短为拘""诸痉项强，皆属于湿""邪气恶血……机关不得屈伸，故拘挛也"。提示了阳气虚衰是筋脉痉挛的致病根本，湿邪瘀血是筋脉痉挛的致病因素。据此并结合临床实践，笔者认为阳气虚衰、湿阻血瘀是中风痉挛性偏瘫的基本病机，温阳益气、祛湿化瘀是中风痉挛性偏瘫的主要治法。

验之临床，每获良效。

## 第四节　动静针法

动静针法是笔者在张景岳《类经附翼》"动极者镇之以静，阴亢者胜之以阳"的启发下，根据动态平衡的理论，采用以动制静或以静制动的针刺方法，该法可使患者重新建立起新的动态平衡。动针法在临床可用于治疗阳气虚弱，或气血亏虚，或痰湿阴邪壅盛所致的各种瘫、痿、麻痹等静病；静针法在临床可用于治疗阳亢风动，或气血逆乱所致的各种抽搐、震颤、眩晕等动病。通过临床研究发现，动静针法可明显改善面神经麻痹患者临床症状以及面肌痉挛患者的面肌痉挛强度和频率。

☞ **立法依据**

张景岳认为动与静是一切事物发生发展变化的根源与形式，所谓"天下之万理，出于一动一静"。而动静的关系，也不外乎阳与阴的关系。阴阳失调是疾病发生的根本原因，因此，景岳在临床上非常强调动与静的关系。其在《类经附翼·医易篇》中记载："以动静言之，则阳主乎动，阴主乎静。天圆而动，地方而静。静者动之基，动者静之机。刚柔推荡，易之动静也；阴阳升降，气之动静也；形气消息，物之动静也；昼夜兴寝，身之动静也。欲详求夫动静，须察乎阴阳，动极者镇之以静，阴亢者胜之以阳。"明确指出了动与静是分属于天阳和地阴的，其中静是动的物质基础，动是静的功能表现，两者具有相互依存、互根的关系，是人体生理功能活动的两个方面。两者相互制约、协调平衡以维持人体的正常生理功能活动，一旦这种平衡被破坏，就会导致阴阳失调，百病由生。所以要保持这种动态平衡，就必须"谨察阴阳所在而调之，以平为期"。抓住疾病反应状态的主要矛盾，运用动态平衡理论，采用"动极者镇之以静，阴亢者胜之以阳"的方法，使患者重新建立起新的动态平衡。故在治疗疾病时，非常强调"病治脉药须识动中有静，声色气味当知柔里藏刚。知刚柔动静之精微，而医中运用之玄妙，思过其半矣"。指出了辨识动静在临床中的重要性，阐明了动与静的理论意义。

☞ **取穴与操作**

1. 动针法

（1）取穴。取具有兴奋作用的腧穴或反应点，如水沟、百会、足三里、至阳、关元、命门等穴。

（2）操作。要采用重、深、强的强刺激手法，针感宜强；留针中不停地或间断地行针并施以手法（动留针）。具体来说，动针法操作时，针刺手法宜重，可采用雀啄术、捣针法、透穴针法、大补大泻法等多种强刺激手法。针刺深度宜深，针感宜强，以产生感传或肢体抽搐跳动为佳。可接电针以加强针感和感传。

2. 静针法

（1）取穴。取具有镇静作用的腧穴或反应点，如督脉的印堂、神庭、风府、大椎、身柱、筋缩，以及具有镇静作用的后溪、合谷、太冲等穴；或者于痉挛抽搐的部位寻按反应点，以按之痉挛抽搐停止或减轻的地方为施针部位。

（2）操作。要采用轻、浅、微的弱刺激手法，针感宜轻微，似有似无；留针时间宜长，留针中不施手法（静留针法）。具体来说，静针法操作时，针刺手法宜轻，徐入徐出，同精导气，针刺深度宜浅，针感宜微，似有似无，行针留针中不施手法。正如《黄帝内经》所载"静以久留，微以徐往"是也。

动静针法

☞ **针方思路**

1. 动针法

水沟性善启闭开窍，有开窍醒神、交通任督之功，是治疗各种神志突变、意识昏迷之主穴、要穴，临床多施以雀啄术，以眼球湿润为度。百会位于人身最高之处，为督脉之极、诸阳之会，故刺灸之能益气升阳、鼓舞正气。足三里为足阳明胃经之合穴，为土中之真土、经气之枢纽，有升清降浊之功，化积行滞之力，补之则升，泻之则降，为补益气血、温养元阳之强壮要穴。至阳为督脉脉气所发之处，阳气至极，刺之可从阳引阴，振奋胸中之阳气，助胸阳消阴翳。关元位于小腹，为任脉与足三阴经之会，为小肠经经气汇聚之募穴，乃元气之所藏、三焦气之所出、肾间动气之所发、十二经脉之根、五脏六腑之本，是全身各脏腑器官功能活动之原始动力、生命之根本，为补肾壮阳之第一要穴，功善温肾壮阳、培元固本、大补元气，为治疗诸虚百损、真阳不足、阳衰阴盛之主穴、要穴，元气虚脱、真阳欲绝之急救穴。命门位居两肾俞之间，为元气之所系、真阳之所存，"天此一丸红日，人此一息真阳"，乃脏腑之本、十二经脉之根、三焦气化之源、生命之门，其气通于肾，刺之能大补人体之元阳，振奋人体之阳气，培元固本，为治疗命门火衰所致诸疾之常用穴、温阳之要穴。诸穴合用，能振奋阳气，"益火之源，以消阴翳"，共奏"阴亢者胜之以阳"之效。

2. 静针法

印堂位居督脉、鼻根之上，泻之能通督镇静而安神，是治疗抽搐痉挛等动证之常用穴，尤长于治疗动证。神庭乃元神所居之庭堂，为督脉和足太阳、足阳明之交会穴，刺之能通阳，以复阳气养神则精之效，而有镇静安神之功。风府为风居之府，督脉与阳维脉、足太阳经之会，故刺之可熄风止痉，善于治疗风邪为患之诸疾以及风证。大椎为全身阳气之所聚，泻之能疏泄亢奋之阳气，而通督镇静，凡阴阳交争、阳气亢奋之证，皆可治之。身柱上通于脑，下通于背脊，刺之能强背柔筋缓急。筋缩为督脉脉气之所发，与肝气相通，功善通督镇静、舒筋缓急，为治疗筋脉痉挛抽搐之主穴、要穴。后溪功专"通督镇静"，为治疗神经兴奋性疾病和痉挛性疾病的要穴。申脉为八脉交会穴之一，通于阳跷，是阳跷脉气所出之起始穴，故最善调理阳跷脉经气，而有镇静安神之功。合谷与太冲相配，合称"四关"，可镇静安神。诸穴合用，能通督镇静，熄风止痉，共奏"动极者镇之以静"之效。

☞ **主治范围**

动针法常用于治疗面神经麻痹、瘫痪、痿证、神昏等疾患；静针法常用于治疗面肌痉挛、特发性震颤、癫痫、眩晕、抽动症等疾患。

☞ **注意事项**

临床运用动静针法时，尚需辨别真动与假动，这是运用本法成败与否的关键因素之一。辨为真动者，采用静针法；若为假动，则当以动制动。

☞ **病案举例**

👩 **病案 1：胞轮振跳**

袁某，女，55 岁，诉左侧颜面不自主痉挛 1 年半。患者 2 年前患面神经麻痹，半年后伴发面肌痉挛，多方治疗无效，为求进一步治疗而来诊。现患者左侧颜面部肌肉不自主抽动，其抽搐发作时，左眼睑紧闭，抽搐成团状不能睁眼，左面肌抽搐牵拉左口角、左下颌、左面颊同时抽搐，1 分钟后自行缓解，遇精神紧张更甚，平时左颜面部不舒，感觉迟钝，寐差，纳可，二便调，舌暗苔白，脉沉细。头颅 CT 片示未见明显异常。中医诊断：胞轮振跳（血虚风动证）。西医诊断：继发性面肌痉挛。

**辨治思路**：患者久患面神经麻痹，经络空虚，经脉气血不足，因虚致瘀，因虚风动，筋肉失养，故颜面不自主痉挛。综观症、舌、脉，证属血虚血瘀、筋脉失养，法当活血通络、养血柔筋。因本病为面瘫后继发性面肌痉挛，是静极而生动，为动病之假动，故治疗时当以动制动，施以动针法。针刺取穴：扳机点（四白穴两旁）、水沟、关元、听宫、迎香、下关、颊车、地仓、血海、足三里、阳陵泉、三阴交、地机、申脉。操作：所选穴位常规消毒，针刺深度以得气为度，采用动针法，并配合电针，血海、地机行提插捻转泻法，三阴交行提插捻转补法，留针 30 分钟，每日 1 次。患者经半个月治疗，抽搐次数较前明显减少，颜面亦感舒适。患者又经 10 次治疗，面部肌肉抽搐程度大减，每日偶发数次。患者又经一个半月治疗，面肌痉挛基本消失，遂停止针刺治疗，嘱其自行调养以善后。

**精彩点评**：在运用动静针法治疗动证时当辨清真动与假动，真动则采用静针法以静制动，假动则采用动针法以动制动。本病继发于面瘫，属静极而动、动病之假动，故施以动针法疏通经络、活血祛瘀。针刺申脉以振奋阳跷脉阳气，配合血海、三阴交、地机，以养血活血、养筋柔筋。

### 病案2：癫痫

王某，男，5岁，家长代诉患癫痫半年余，其母生他时难产。病儿半年前无明显原因地突发意识丧失，双目上吊，口吐白沫，肢体痉挛抽动，持续3分钟左右后缓解，以后每日发作2~5次，每次2~4分钟，每次发病前多可见印堂发青，苏醒后神疲嗜睡，服用镇静药能控制发作，数日前因骤停抗癫痫药而致病情加重，为求进一步治疗而来诊。现病儿日发癫痫数次，以入睡前和睡中多发，神清语利，反应灵活，智力正常，口唇暗青，四肢不温，纳少，寐安，二便调，舌暗苔薄，脉弦细。查：神经系统检查无明显异常。中医诊断：痫证（脾虚肝旺证）。西医诊断：原发性癫痫。

**辨治思路**：小儿为纯阳之体，脾常不足，肝常有余。此病儿之疾得之在母腹时，且病儿发病前常见口唇暗青、印堂发青，知其督脉阳气不展，经脉瘀滞，阳不胜其阴。综观症、舌、脉，证属脾虚肝旺、肝风内动，法当培土荣木、熄风定痫，治以静针法。针刺取穴：印堂、丝竹空、筋缩、后溪、合谷、申脉、足三里、阴陵泉、丰隆、三阴交、太冲。操作：所选穴位常规消毒，针刺深度以得气为度，予以静针法操作，留针50分钟，每日1次。因小儿惧针，肢体不便留针，每日1次。并嘱家属，若遇病儿癫痫发作时，以三棱针点刺会阴，出血数滴即可。连续针治16次后，诸症消失，其间家属在家中先后以三棱针点刺会阴治疗4次，随访未再复发。

**精彩点评**：该病儿癫痫之发，始于其母难产，正如《素问·奇病论》所云："人生而有病癫疾者……此得之在母腹中时，其母有所大惊，气上而不下，精气并居，故令子发为癫疾也。"其发作以突然昏仆、抽搐吐涎为特征，属动证范畴。本着"动极者镇之以静"的原则，取静针法以静制动。用三棱针点刺会阴以通调任督，调摄阴阳。正如《临证指南医案·癫狂痫》

所云："痫之实者，……虚者当补助气血，调摄阴阳。"

## 病案 3：颤证

李某，女，78 岁，诉头及上肢不自主颤动 30 余年，近 1 年加重。患者 30 年前无明显诱因地出现头部颤动，进而累及双手及上肢不自主颤动，多方治疗无效，近 1 年来症状加重，因严重影响日常生活而来诊。现患者神清，头及上肢不自主颤动，语言吐字不清，双目干涩，纳少，寐欠安，二便调，舌红苔少，脉弦细。神经系统检查未见阳性体征；头及双上肢不自主颤动，其中双上肢颤动频率为 4~6 次 / 秒，头颤频率为 1~3 次 / 秒，下颌部颤动频率为 4~6 次 / 秒。查头颅 CT 未见明显异常。中医诊断：颤证（阴虚风动证）。西医诊断：特发性震颤。

**辨治思路**：患者年逾古稀，肝肾亏虚，水不涵木，渐致肝风内动，发为震颤。综观症、舌、脉，证属阴虚风动，法当滋阴潜阳、平肝熄风，治以静针法。针刺取穴：印堂、神庭、风府、风池、大椎、后溪、合谷、太冲、申脉、三阴交、太溪、足三里、阳陵泉、肾俞。操作：所选穴位常规消毒，针刺深度以得气为度，督脉腧穴施以静针法，太溪、肾俞行提插捻转补法，余穴平补平泻，留针 60 分钟，每日 1 次。患者经治 1 个月后，双上肢不自主颤动明显减轻，颤动频率约 4 次 / 秒，但幅度降低，头颤频率、幅度亦明显改善，唯下颌震颤未见明显好转。经 2 个月治疗后，头及上肢不自主颤动的频率、幅度大为减轻，下颌颤动亦明显改善，颤动频率为 1~3 次 / 秒，吐字也较前清。经 3 个月治疗后，头及上肢不自主颤动基本消失，日常生活基本可以自理。随访半年未见复发。

**精彩点评**：患者年逾古稀，肝肾亏虚，治病当固其本，求其属也，故以足三里、三阴交、太溪培土填精治其本，以风池、风府、太冲平肝熄风治其因，以印堂、神庭、大椎、合谷、后溪、申脉施以静针法通督镇静治其标。阳陵泉为足少阳经脉气所入之合土穴，功善疏肝解郁、舒筋活络，针之为治在筋，治在机。诸穴分工有序，合成有制之师，故能攻坚拔寨，除此顽疾。

### 附：截瘫的针刺治疗规律

截瘫是临床常见病，中西医皆认为针灸疗法是治疗本病不可缺少的手段。截瘫所表现的肢体痿废不用，属于中医学静病范畴。中医学认为静（阴）是人体功能活动的基础，但静极（阴亢）会反侮人体功能活动，表现出一系列功能低下的证候（静病）。根据动静平衡的理论，应采取以动制静的方法来治之。因此，笔者临床采取动静针法之动针法治疗本病，收效满意。动针法主要包括：①取具有兴奋作用的腧穴或反应点；②采用重、深、强的刺激手法；③不留针或留针中不停地运针；④针感宜强，以产生感传为宜。在截瘫的治疗上，笔者常采用长针深刺，使针感强烈，并产生感传，留针中间断地运针，促使经气运行，并配以电针，以加强刺激。在取穴规律上主要有以下五个方面。

1. 治痿首取督脉

督脉循行于腰脊正中，上达巅顶，为全身阳脉之主干，与十二经脉之手足三阳经交会，故有"阳脉之海"之谓，能统摄全身阳气，具有调整和振奋人体阳气的作用。督脉行于脊里络肾，上行入脑，而脑为元神之府，神主人身之功能、主动，人体的一切功能活动皆赖之所主，阳气旺盛则神有所养、筋有所柔，若督脉损伤，则使阳气不能上升下达，以致阴血瘀闭、筋脉失养、痿废不用。故治痿当首先扶持督脉。正如《素问·生气通天论》所云："阳气者，精则养神，柔则养筋。"故临床上治疗截瘫，常取善于升举阳气之百会，醒神开窍之风府，宣统诸阳之大椎，强脊柔筋之身柱、筋缩、悬枢，壮阳益肾之命门、腰阳关，以及督脉之根基长强，施以捻转提插补法，配以电针，且以此为君方。

2. 辅以华佗夹脊穴

华佗夹脊穴位于脊柱两旁，功善调理脏腑，能疏导阳气，扶督脉之阳，助膀胱经气，使督脉之气从两侧循环、得以通达，为辅助治疗之臣方。临床常从第2胸椎棘突下旁开5分开始取穴，隔一椎一穴，直至第4腰椎，一侧8穴，共计16穴。针法以针尖向脊柱方向斜刺，针身呈80°，得气即止。

**3.佐以五脏俞加膈俞**

人体的功能活动是以五脏为中心的，若五脏功能虚衰、先后天失济、气血生化无源，则督脉无阳可统、无物可濡，四肢百骸也无以濡养。五脏俞和膈俞为脏腑经气输注之处，脏腑气血之盛衰，皆可由此显示出来，故刺之可调理脏腑气血之功能，以疏通气血，濡养四肢百骸。

**4.佐以膀胱经和胆经之穴**

足太阳膀胱经为背部纵行之大经，脏腑之背俞穴排列其上，脏腑之经气皆由其背俞穴内外转输。膀胱经是主导人体气血运行的重要经脉之一，又主筋之所生病，故膀胱经穴善治筋病。足少阳胆经循于身之阳侧，主骨之所生病，其穴善治骨病。临床常以筋之会阳陵泉与髓之会悬钟相伍组成强筋壮骨之基本方，配以下肢活动之枢纽环跳，善治足痿之肩井，长于补肾强脊之八髎，承扶重力之承扶，疗肉痿筋急之委中、承山，疏膀胱经经气之昆仑，通补兼施，祛除一切筋骨之病。

**5.治痿不忘阳明**

《素问·痿论》云："论言治痿者，独取阳明何也？岐伯曰：阳明者，五脏六腑之海，主润宗筋，宗筋主束骨而利机关也。……阴阳摠宗筋之会，会于气街，而阳明为之长，皆属于带脉，而络于督脉。故阳明虚，则宗筋纵，带脉不引，故足痿不用也。"指明治痿者独取阳明有三个方面的含义。其一，阳明经多气多血，为人体气血津液生化之源。肺宣发之气血津液来源于脾胃，脾胃健则气血津液充足，肺气布散周身，四末得润。经脉中运行的气血来源于脾胃。筋之屈伸运动得后天水谷精微之濡养，则足能步，掌能握，指能摄。肾藏精，主骨髓，赖脾胃生化培补，骨髓充则人之活动方能灵转。故五脏虽皆能使人痿，但脾胃为之根本，所以治痿取之阳明，补益于后天，调之于五脏六腑之气血，正如《医宗必读》所云："一有此身，必资谷气，谷气入胃，洒陈于六腑而气至，和调于五脏而血生，而人资之以为生者也。"其二，阳明经脉总会于宗筋，且宗筋具有约束和滑利关节的作用，故阳明经盛，则气血旺盛，诸筋得以濡养，关节滑利，运动自如。其三，阳明会于前阴之脉，虽有足三阴、足少阳、冲、任、督、跷之脉，但以冲脉、阳明脉占主要地位，而冲脉又通过气街与阳明相会，以接受阳明之气血，故冲脉之气血本于阳明，所以说痿病皆由阳明不能濡润所致，故治痿不忘阳明。具体治法有针灸重取阳明经腧穴，以疏调阳明经气血；中药以补中益气汤补益阳明之气，人参养荣汤补阳明之血，沙参麦冬饮滋补阳明之阴，白虎汤泻阳明之实热，八妙散清阳明之湿热。当然，治痿不忘阳明，尚需辨证论治，因人因时制宜。

## 第五节　深刺纳阳针法

深刺纳阳针法是笔者在《黄帝内经》重阳思想的启发下，根据"从阴引阳，从阳引阴"的针刺治疗原则而创的具有纳阳和阴、疏利阴分作用的一种针刺方法，临床可用于治疗官窍失用所致的各种病证，如中风后吞咽困难、五官疾病、前后二阴疾病等。通过目前临床研究发现，深刺纳阳针法具有改善假性延髓性麻痹患者吞咽、构音困难等临床症状，是治疗中风后吞咽困难的有效方法，且无不良反应。

### ☞ 立法依据

《素问·生气通天论》记载："阳气者，精则养神，柔则养筋"，阳气是人体脏腑功能活动的原始动力，具有温煦和推动作用。人之神得到阳气的温养，才能思维敏捷，精力充沛；脑得到阳气的温养，才能五官灵敏，耳聪目明；筋得到阳气的温养，肢体才能柔和而活动自如；脉得到阳气的温养，才能气血畅通。而人生有形，不离阴阳。背为阳、腹为阴，窍为阴位，其性属阴。然孤阴不生，独阳不长，无阴则阳无以生，无阳则阴无以化。故阴窍之地当纳清阳，阴寒之气当需阳煦，如此方可阴平阳秘、阴窍通利。若阳气虚衰，失于温煦，不能制约阴寒之气，则气机失和、九窍不通。正如《素问·生气通天论》所载："苍天之气，清净则志意治，顺之则阳气固，……失之则内闭九窍""阳不胜其阴，则五脏气争，九窍不通"。

故窍病属阴病，"阴病行阳"，其治当遵《素问·阴阳应象大论》所言："故善用针者，……从阳引阴。"而对于此阴阳之义，医家多理解为阴阳经、上下、左右、脏腑、俞募穴等。临证以阴经之穴治疗阳经病，或阳经之穴治疗阴经病；以背部的俞穴治疗六腑之疾，或腹部的募穴治疗五脏之疾。而笔者认为"从阳引阴"有两层含义：一则指取穴，取阳位之穴治疗阴分之疾；二则指针法，治病可从阳引阴分之邪。如杨玄操注《难经集注》记载"入皮三分，心肺之部，阳气所行也""入皮五分，肾肝之部，阴气所行也"，说明浅刺部位为阳分，深刺部位为阴分。《灵枢·阴阳清浊》亦记载："故刺阴者，深而留之；刺阳者，浅而疾之。"杨上善亦认为："人气清而滑利者，刺浅而疾之；其气浊而涩者，刺深而留之。"因此，窍病之疾，当取阳位之穴，由浅入深，推内之阳，深而刺之，深而留之，疏利阴分，纳阳以和阴。

☞ **取穴与操作**

（1）取穴。阴病行阳，治当从阳引阴，取位于阳位的腧穴。目病失用：如目见飞蚊，取风府；复视，取风池。鼻病失用：如鼻塞，取左右通天。耳病失用：取奇穴聋中。口病失用：舌强不语，取哑门、风府。咽喉失用：吞咽困难，取崇骨等。二阴闭：取肾俞、膀胱俞、大肠俞。淋沥：取淋泉。蛋白尿：取膏肓俞、肾俞、白环俞。

（2）操作。使用 60 mm 及以上的毫针，施以深刺纳阳针法。要把握"由浅入深，推内之阳"，即针刺得气后，意守针尖，徐徐下针，将针由浅入深推进，使阳分之气引至阴分，纳阳以和阴，"深而留之，疏利阴分"，针刺深度依患者胖瘦和穴位而定，一般以 50~60 mm 为宜，只捻转不提插，可施以青龙摆尾手法。

深刺纳阳针法

☞ **针方思路**

《灵枢·大惑论》记载："五脏六腑之精气，皆上注于目而为之精。……

裹撷筋骨血气之精而与脉并为系，上属于脑，后出于项中。"说明项部腧穴可治目疾。风池穴居于项中，为通达脑、目脉络之重要腧穴。风府位于风居之府，督脉与阳维脉、足太阳经交会之处，督脉由此上行入脑，而内通于脑。刺以上二穴，可引清阳之气以濡养、清利头目。通天位于头顶部，能开肺窍通乎天气，有清散头部风邪、通利鼻窍之功，为治疗头窍、鼻窍闭塞所致诸疾之常用穴。聋中穴位于阳陵泉直下 1 寸，为治疗耳聋的经验穴。哑门位于项部，为督脉与阳维脉之交会穴，入系舌本，为发音之门，阴病治阳，从阳引阴，故刺之能利咽开音，可治疗各种舌喑失语。崇骨穴乃经外奇穴，位于项背部，第六颈椎棘突下凹陷中，督脉循行路线之上，属阳分，故针刺阳分之崇骨穴，即取法阴阳，使阳分之气引至阴分，从阳引阴，振奋阳气，使气血得通，窍道得养。膀胱者，州都之官，津液藏焉，而水得阳乃化。膀胱俞位居阳位，为膀胱之气转输之处，故刺之可温阳化气，涩精止遗，主治气化失司之遗精、遗尿。肾俞为肾之精气输注之处，性喜温，为人身至虚之地，功专补肾，为补肾之专穴、强身健体之要穴，刺之可引元阳之气以补肾培元，填精益髓，明目聪耳，涩精止带，化气行水。大肠为传导之官，大肠俞内应大肠，为大肠经经气转输之处，故能调理大肠、通顺腑气，凡大肠传导功能失常所致诸疾，皆可治之。膏肓俞位居心膈之间，内应心肺，又因膏生于脾，肓生于肾，故是穴为膏脂肓膜之气转输之处，所以尚能益先天之精，补后天之本，为治疗五劳七伤、诸虚百损之常用穴。白环俞是人体精华之气转输之处，故能补益肾气、固精止遗、调理胞宫、调经止带，凡有关精室胞宫之疾，皆可治之。淋泉位于尾骨之上，为经外奇穴，是治疗淋证之经验效穴。

☞ 随证加减

目病失用：可配瞳子髎、睛明、四白。鼻病失用：可配迎香。耳病失用：可配耳门、听宫、听会。口咽失用：可配廉泉、旁廉泉。前阴失用：可配关元、中极。大肠失用：可配天枢等穴。

## ☞ 主治范围

本针法常用于治疗官窍失用所致各种病证，如中风后吞咽困难、五官疾病、前后阴病变等。

## ☞ 注意事项

深刺纳阳针法多施针于阳分项背部要害之处，针刺方法不当易伤及深层脏器，而本针法之关键是"由浅入深，推内之阳"，所以针刺操作时一定要"令志在针""手若握虎，势若擒龙"。下针当主缓，意守针尖，意在将浅层阳气缓缓引入深部。同时，下针缓进，以便控制进针深度和针向，并体会针下感觉，以免误伤脏器。另外，深刺是相对于患者高矮胖瘦、穴位本身肌肉丰厚程度以及穴位深层结构而言，故针刺深度需视个体差异而定。

## ☞ 病案举例

张某，男，57 岁，诉吞咽困难 2 个月余。患者于 2 个月前因劳累及饮酒后出现饮食、水返呛，不能咽食、水，行走不稳，就诊于当地医院，头颅 CT 及 MRI 示右侧小脑及脑干梗死，被收治入院。住院期间予以鼻饲饮食，并静脉滴注白蛋白、复方氨基酸、脂肪乳、丹参注射液、甘露醇注射液等药。经治疗 1 个月后，肢体症状改善，但饮食、水仍靠鼻饲，为求进一步治疗而来诊。现患者神清，饮食、水返呛，吞咽困难，不能进食、水，每日鼻饲流质约 500 ml，左侧肢体活动乏力，夜寐尚可，大便七日一行，小便量少，舌暗红，苔白微腻，脉弦滑。查体：咽反射减弱，软腭上提欠灵活，舌肌无萎缩及震颤；左侧肢体肌力 4 级，痛触觉减弱。头颅 MRI 示右侧小脑及脑干梗死。中医诊断：中风（风痰阻络证），喑痱。西医诊断：脑梗死（恢复期），假性延髓性麻痹。

**辨治思路**：喉窍为阴位，需阳气温养方能启闭正常，患者饮食、水返呛，吞咽困难，知其阳气已虚，失于温煦，不能制约阴寒之气，故吞咽困难。综观症、舌、脉，证属阳虚失煦、窍道不通，法当温阳益气、通利喉窍，治以深刺纳阳针法。针刺取穴：崇骨、廉泉、旁廉泉，加取支沟、天枢、臂臑、曲池、外关、合谷、环跳、伏兔、阳陵泉、足三里、绝骨。操作：所选穴位常规消毒，针刺深度以得气为度，崇骨穴施以深刺纳阳针法，支沟、天枢行电刺激，余穴平补平泻，留针 30 分钟，每日 1 次。患者经治疗 2 周，停鼻饲饮食，可进半流质饮食，大便二三日一行，舌暗，苔白，脉弦滑。效不更方，继前法治疗。又经治疗 2 周，患者可自行饮食。

　　**精彩点评**：中医学将吞咽困难归属于"类噎膈""喑痱"范畴。笔者认为中风后吞咽困难是由于痰浊瘀血搏结窍道，闭阻阳气，使气机闭塞不通，阳气失于温煦，致舌体、咽喉失其所用。治当从阳引阴、疏利阴分，故在崇骨穴施以"由浅入深，深而留之"的深刺纳阳针法，取得了良好的疗效。深刺纳阳针法是治疗假性延髓性麻痹屡用屡验的有效方法。

## 第六节　养血柔肝针法

　　养血柔肝针法是根据肝脏体阴用阳、其性刚劲、宜柔宜顺的生理特点，研制的一种具有养肝柔肝、疏肝平肝作用的针刺方法，临床可用于治疗肝郁血虚、肝旺脾弱、肝脾失和所致的各种病证，如面肌痉挛、更年期综合征、郁证等。通过临床研究发现，养血柔肝针法可明显改善卒中后抑郁患者的抑郁状态、神经功能缺损程度和日常生活功能，是一种治疗卒中后抑郁的安全、有效、简便的方法。

### ☞ 立法依据

　　（1）肝阳易亢，时时潜藏。肝脏体阴而用阳，其阴易虚，其阳易亢，故应时时注意滋阴潜阳。

　　（2）肝为刚脏，非柔不克。肝阳鸱张，无不由于水不涵木。肝藏血而属木，肾藏精而主水，肝肾同源，精血互生，滋肾水所以柔养肝体。肝之阴阳能否达到相对平衡，取决于肾水之充足与否，故有"欲阳之降，必先滋其阴"之说。镇摄潜阳属急则治标之法，而亢阳之降当滋阴养血培其本，养血和血而柔肝平肝，以固肝体。柔肝可从肾水、胃阴、心血三方面入手，以补精血，滋水涵木，培土荣木，使肝木柔润。柔肝之体可制其亢，肝阳可无再动之虞。

（3）肝喜条达，非顺不降。阳亢火升，皆肝气上逆为患，不顺其气则火无下降之理，阳无潜藏之法，故欲治亢阳必当顺其气。顺肝之用可养其性，降必藉润，条必藉顺。肝藏血，喜条达而主疏泄，体阴而用阳。若七情郁结，肝失条达，或阴血暗耗，或生化之源不足，或肝体失养，皆可致肝失疏泄、气机不利等证随之而起，或肝郁血虚之证蜂拥；若肝气横逆，肝旺脾弱之证则现。此时，疏肝解郁固是当务之急，而养血柔肝亦是不可偏废之法。

☞ **取穴与操作**

（1）取穴。支沟、阳陵泉、血海、足三里、阴陵泉、三阴交、太冲。

（2）操作。血海、足三里、阴陵泉、三阴交施以徐疾提插补法，支沟、阳陵泉、太冲施以平补平泻之法。诸穴留针 30 分钟。

养血柔肝针法

☞ **针方思路**

（1）阳陵泉、支沟调无形之气。阳陵泉为足少阳经脉气所入之合土穴，功善疏肝解郁、舒筋活络，为疏肝解郁之要穴、本方之君穴。支沟为手少阳三焦经脉所行之经火穴，走而不守，能调理本经之经气，而三焦内连脏腑、外通皮毛、贯身之上下内外，为气机运行之通道，取支沟可调理经气、疏利气机，佐阳陵泉解肝之郁，裨无形之气条达有方，可治一切郁证。

（2）血海、三阴交养有形之血。血海为脾血归聚之海，三阴交为足厥阴、足太阴、足少阴三经之会，均有扶脾统血、养血活血之功，为治疗血分诸证之要穴。二穴补肝血，以养肝之体。

（3）阴陵泉利有形之湿。阴陵泉为足太阴脾经经气所入之合水穴，功善健脾化湿、淡渗利湿，主治一切湿证，为治湿之要穴，既可佐足三里以益气健脾利湿，令有形之湿渗利有节，又合血海、三阴交以养血活血，使有形之血输运有度。

（4）足三里运中州之机。足三里为足阳明胃经脉气所入之合土穴，为土中之真土、经气之枢纽，有升清降浊之功、化积行滞之力，为调理胃肠、补益气血、强壮之要穴，是治疗足阳明胃经本经本腑病变、与胃有关的脏腑病变及气血病变之常用穴，自古被推崇为百病皆治之要穴。其补之则升，泻之则降，令中州之机健运有常。

（5）太冲散郁滞之气。太冲为肝经经脉所注之输，又是原气之所留，其性下降，善于疏浚开导，故刺本穴可疏肝理气、平肝柔肝，为治疗肝之脏病、经病的要穴。其佐阳陵泉以疏肝解郁，配三阴交以养血柔肝，使肝郁之气得散，纵缓之筋得收。

诸穴合用，使郁滞之肝气条达舒畅，亏虚之营血生运有常，聚集之水湿渗利有度，羸弱之中州健运如往，气血水兼顾，肝脾并治，仿逍遥而功甚逍遥。

☞ **随证加减**

面肌痉挛，加患侧听宫、迎香、下关、扳机点、颊车、地仓；抑郁，加内关、大陵；失眠，加申脉、照海、内关、神门；眩晕，加印堂；呃逆，加丝竹空、公孙、中脘、内关；痛经，加次髎、中极、地机。

☞ **主治范围**

本针法常用于治疗：①神经系统疾病，如面肌痉挛、面瘫等；②内科疾病，如眩晕、失眠、中风后遗症、高血压、呃逆、甲状腺功能亢进、甲状腺功能减退、痛证等；③妇科疾病，如月经不调、痛经、更年期综合征、乳腺增生等；④精神科疾病，如焦虑症、抑郁症等。

☞ **注意事项**

运用本法治疗面肌痉挛时常配合动静针法，要求先辨别真动与假动。

若为原发面肌痉挛所致跳动，则为真动，需采用静针法以静制动；若为面瘫日久之继发性面肌痉挛所致跳动，则为假动，需采用动针法以动制动。

☞ **病案举例**

### 病案 1：胞轮振跳

　　杜某，男，43 岁，诉右侧面部抽动 3 年。患者 3 年前无明显诱因地出现下眼睑抽动，当时未予治疗，而后症状逐渐加重，致右侧面部广泛性抽动，并牵扯至耳后。曾先后就诊于天津医科大学第一附属医院及天津中医药大学第一附属医院，予针灸结合甲钴胺片（弥可保）治疗，治疗后症状略有缓解，为求进一步治疗而来诊。现患者右侧面部抽动，时有麻木，以右侧眼睑及口角抽动为主，按压右侧口角周围时抽动程度较前增强，并伴耳中轰隆声，平素心烦易怒，纳少，入睡困难，易醒，二便可，舌暗，苔薄黄，脉弦细。查头颅 MRI：未见明显异常。中医诊断：胞轮振跳（血虚肝旺证）。西医诊断：面肌痉挛。

　　**辨治思路**：《素问·阴阳应象大论》云："风胜则动。"《素问·至真要大论》云："诸风掉眩，皆属于肝。"肝在体合筋，在志为怒。脾主肌肉，而胞睑属脾。肝藏血，为风木之脏，体阴而用阳，喜条达而主疏泄，其性刚劲，内寄相火，易升易动。患者平素心烦易怒，肝气疏泄太过，肝风上扰，故抽动。肝郁日久，少阳枢机不利，营卫不和，则发为麻木。肝郁乘脾，脾失健运，故纳少。肝气郁结，肝郁化火，扰动心神，加之生化之源不足，营血亏虚，故寐差。综观症、舌、脉，证属血虚肝旺，法当养血柔肝、舒筋缓急，治以养血柔肝针法。针刺取穴：支沟、阳陵泉、血海、足三里、阴陵泉、三阴交、太冲，加取听宫、迎香、下关、扳机点、颊车、地仓、丝竹空、聋中。操作：所选穴位常规消毒，针刺深度以得气为度。养血柔肝针法操作同前，加取穴位平补平泻，留针 30 分钟，每日 1 次。患者针刺 2 周后，耳中轰隆声及麻木感明显好转，眼睑及口角抽动较前减轻。继前针刺 2 周，眼睑及口角抽动较前明显减轻，寐安。继前针刺 1 个月，面肌痉挛基本消失。

**精彩点评**：余认为此病与肝脾二脏关系密切。《审视瑶函》有言："此症谓目不待人之开阖，而自率拽振跳也，乃气分之病，属肝脾二经之患。"故面肌痉挛一病，其病在肝，其因在血，其动在风，其象在筋。治疗上应以养血柔肝、舒筋缓急为本病的治疗大法。此外，余在治疗麻木一证时，常刺丝竹空一穴，因丝竹空为胆经腧穴。《黄帝内经》云："营气虚则不仁，卫气虚则不用，营卫俱虚则不仁且不用。"而少阳主调和，所谓"调气以和血，和血以调气亦通也"，故"麻取少阳"。

### 病案2：痞证

孟某，女，54岁，诉胃脘部胀满，伴腹泻4年，加重2个月。患者4年前因工作压力大、饮食不规律出现便溏之症，期间自行服用胃肠安丸治疗，症状时有反复。近2个月腹泻之症较前加重，为求进一步治疗来诊。现患者善太息，双目干涩，胃脘部痞满，食后为甚，纳呆，饥不欲食，夜寐差，醒后不易入睡，大便每日二三行，完谷不化，小便可，舌暗，苔白，脉弦细。胃镜示：反流性食管炎（A级），慢性胃炎伴胃窦糜烂（天津市南开医院，2014年4月21日）。$^{14}C$呼气试验：Hp阴性。肝胆胰脾B超：未见明显异常。中医诊断：痞证（肝郁脾虚证）。西医诊断：慢性胃炎，反流性食管炎。

**辨治思路**：患者平素善太息，乃肝气郁滞之征。肝气不舒，横逆乘脾，脾失健运，饮食不化，则腹泻、完谷不化。脾气不升，胃气不降，壅塞中焦，则痞满。肝脾不和，气血生化运行不得，上不能濡养双目则干涩，内不能养神则失眠。综观症、舌、脉，证属肝郁脾虚，法当疏肝解郁、健脾和胃，治以养血柔肝针法。针刺取穴：支沟、阳陵泉、血海、足三里、阴陵泉、三阴交、太冲，加取天枢、上巨虚、公孙。操作：所选穴位常规消毒，针刺深度以得气为度，养血柔肝针法操作同前，加取穴位平补平泻，留针30分钟，每日1次。针刺1周后，痞满之症明显好转，纳食较前增加，寐欠安，大便每日二行、不成形。继前针刺2周后，痞满之症消失，纳可，寐安，二便调。

**精彩点评**：《杂病源流犀烛》云："痞满，脾病也，本由脾气虚及气郁不能运行，心下痞塞满。"临证治疗以行气消痞、调理脾胃为基本原则，重视疏肝健脾法的运用，而逍遥散乃治肝脾不和之名方，余常将养血柔肝针法诸穴比作逍遥散诸药。君以阳陵泉（此穴功效与中药柴胡功效相近，下同）、支沟（薄荷）疏肝解郁，臣以血海（当归）、三阴交（白芍）养血柔肝，佐以阴陵泉（茯苓）、足三里（白术）培土荣木，太冲（甘草）平肝调肝，用于治疗肝郁血虚、脾失健运所引起的一系列病证，收效甚佳。

### 病案3：不寐

毛某，女，55岁，诉失眠2年余，加重2个月。患者2年前因情绪波动后出现失眠之症，此后症状时有反复，未系统服药。2个月前因与人争吵后症状加重而来诊。现患者失眠，多梦，入睡困难，每夜睡3~4小时，甚则整夜不眠，周身乏力，偶有胸闷憋气、心悸气短之症，腰膝酸软，纳可，大便每日一行、成形，小便可，舌暗略红，苔薄，脉弦细。中医诊断：不寐（肝郁血虚证）。西医诊断：失眠症。

**辨治思路**：患者情志不遂，肝气郁结，肝郁化火，邪火扰动心神，心神不安则不寐多梦。肝失条达，精血无以输布，血不养心则胸闷憋气、心悸气短。精血不能濡养筋脉，则腰膝酸软、周身乏力。气机阻滞，郁久化热则舌略红。综观症、舌、脉，证属肝郁血虚，法当疏肝健脾、养血安神，治以养血柔肝针法。针刺取穴：支沟、阳陵泉、血海、足三里、阴陵泉、三阴交、太冲，加取神门、内关、申脉、照海。操作：所选穴位常规消毒，针刺深度以得气为度。养血柔肝针法操作同前，加取穴位平补平泻，留针30分钟，每日1次。患者针刺1周后，睡眠质量改善，睡眠时间较前增加，每夜5小时左右。继前针刺2周后，周身乏力及胸闷憋气、心悸气短之症消失，患者未诉入睡困难。继前针刺1周后，患者脱衣畅眠。

**精彩点评**：《灵枢·口问》云："卫气昼日行于阳，夜半则行于阴。阴者主夜，夜者卧……阳气尽，阴气盛，则目瞑；阴气尽而阳气盛，则寤矣。"中医认为阳不入于阴则不寐，无论不寐原因如何复杂多变，阴阳失调是其关键。治疗当重视调和阴阳，用药当如半夏合夏枯草，用穴当如申脉合照海，以引阴入阳，交通阴阳。对于不寐伴多梦者，笔者主从肝论治，以梦者为魂，不守舍是也。如《普济本事方》云："平人肝不受邪，故卧则魂归于肝，神静而得寐。今肝有邪，魂不得归，是以卧则魂扬，若离体也。"该患者年过绝经之期，肝精肝血素虚在先，加之肝失条达在后，为血虚肝旺之体，一遇肝郁不舒，则郁火扰动心神，神不内藏、魂不守舍则不寐多梦，故以养血柔肝针法治之。

### 病案4：转筋

郝某，女，59岁，诉夜间双小腿后侧抽搐半年余，加重1周。患者半年前无明显诱因地出现夜间双小腿后侧抽搐，当时未予重视，自行服用碳酸钙 $D_3$ 片（钙尔奇）治疗，症状未见好转。1周前上述症状较前加重而来诊。现患者夜间双小腿后侧抽搐，甚则因抽搐致疼痛而影响睡眠，双目飞蚊症，腰膝酸软，纳可，寐差，大便每日三行，质黏，小便可，舌淡暗，苔白，脉弦细。中医诊断：转筋（肝郁血虚证）。西医诊断：腓肠肌痉挛。

**辨治思路**：患者大便溏而质黏，舌苔白，为脾虚湿盛之体；又见腰膝酸软，双目飞蚊，则为精血失于濡养所致；加之其年近花甲，肝肾亏虚，血不养筋，脾虚湿盛，湿阻血瘀，湿性下趋，故转筋作矣。综观症、舌、脉，证属肝脾不和、湿阻血瘀，法当祛湿健脾、养血柔肝，治以养血柔肝针法。针刺取穴：支沟、阳陵泉、血海、足三里、阴陵泉、三阴交、承山、太冲。操作：所选穴位常规消毒，针刺深度以得气为度。养血柔肝法操作同前，承山平补平泻，留针30分钟，每日1次。患者针刺2次后，夜间双小腿后侧抽搐痊愈，随访3个月未发。

**精彩点评**：腓肠肌痉挛，现代医学也认为非只缺钙所致，微循环障碍也可导致。中医认为转筋乃筋失所养所致，或因血虚，或因阳虚，或因湿阻。《黄帝内经》言："因于湿……大筋短……短为拘。""经筋之病，寒则筋急。""肝脉……微涩为挛筋。"故治疗筋病一要考虑到膀胱经主筋所生病，穴如委中、承筋、承山之辈；二要考虑到"酸生肝，肝生筋"，肝在体为筋，所以治疗筋病勿忘养血柔肝。

### 病案5：更年期综合征

马某，女，46岁，诉心烦易怒伴心悸半年余。患者于半年前因阴道出血于天津市宁河区医院诊治，诊为子宫内膜增厚、阴道炎，遂行刮宫术，术后予药物口服和输液以消炎治疗。其后出现心烦易怒、心悸之症，遂复诊，予越鞠保和丸、奥美拉唑等药物治疗后症状无明显缓解，为求进一步治疗来诊。现患者心烦易怒，胸闷憋气，心悸多汗，劳累及饱食后明显，神疲乏力，胃脘胀满，纳差，嗳气频作，矢气少，寐差易醒，大便每日一行，质干，小便频。月经前后不定期、量少、色红，舌暗淡，苔白，脉沉细。中医诊断：绝经前后诸证（血虚肝旺证）。西医诊断：更年期综合征。

**辨治思路：** 女子七七，任脉虚，太冲脉衰少，天癸竭，故月经先后无定期。精血不足，水不涵木，肝火扰心，则心烦、心悸多汗。精血亏虚，神失所养，则寐差易醒。肝气犯脾，脾失健运，则胃脘胀满、纳差、嗳气。综观症、舌、脉，证属血虚肝旺，法当养血柔肝、宁心安神，治以养血柔肝针法。针刺取穴：支沟、阳陵泉、血海、足三里、阴陵泉、三阴交、太冲，加取大陵、中极。操作：所选穴位常规消毒，针刺深度以得气为度，养血柔肝针法操作同前，加取穴位平补平泻，留针 30 分钟，每日 1 次。患者经治 1 周后，心烦易怒、心悸、汗出之症消失，胸闷憋气、嗳气纳差较前明显减轻。复治疗 2 周后，诸症消失而告愈。

**精彩点评：** 笔者认为，女子以血为事，而肝藏血，故治妇科病当以治肝为先。目前对于绝经前后诸证，多从心、肝、脾、肺、肾五脏论治。余临床多从肝肾、肝脾入手，或滋水清肝、养血柔肝，或疏肝健脾。该患者失血于前，情志不舒于后，血虚精亏，水不涵木，则肝旺；情志不遂，肝失疏泄，则肝郁；肝旺附加肝郁，条达柔顺尽失，肝病为主为先，故治当滋阴养血柔其肝，培土荣木疏其肝，予以养血柔肝针法而奏效。

## 病案 6：失音

潘某，女，59 岁，家属代诉失音 1 年，加重 2 个月。患者 1 年前因情绪波动后出现失音之症，后就诊于天津市第一中心医院，行喉镜检查示：未见异常。后自服中药后，症状消失。2 个月前因情绪波动后再次出现失音，自服中药后症状较前略有好转，为求进一步治疗来诊。现患者失音，偶可低声言语，焦虑，自觉咽中异物感，咽之不下、吐之不出，纳少，食后反酸，偶有腹胀，寐多梦欠安，大便每日一行、质黏，小便可，舌暗淡，苔薄，脉弦细。中医诊断：喑哑（肝郁脾虚证）。西医诊断：功能性失音。

**辨治思路**：患者失音皆由情绪波动引起，而肝在志为怒，故可从肝论治。肝喜条达恶抑郁，若郁怒伤肝，木火刑金，则金破不鸣。湿聚成痰，痰随气升，搏结气道，故咽中异物感。肝失疏泄，横逆克脾，脾失健运，湿聚成痰，运纳失常，故纳少、反酸、大便黏滞。肝火扰心，故寐差。综观症、舌、脉，证属肝郁脾虚，法当养血柔肝、利咽开音，治以养血柔肝针法。针刺取穴：支沟、阳陵泉、血海、足三里、阴陵泉、三阴交、太冲，加取哑门、廉泉、通里。操作：所选穴位常规消毒，针刺深度以得气为度，养血柔肝针法操作同前，加取穴位施以平补平泻，留针30分钟，每日1次。患者针刺1周后，已能低声言语，纳可，睡眠质量较前好转。复针刺2周后，诸症消失。

**精彩点评**：失音最早见于《黄帝内经》，如《灵枢·忧恚无言》云："人之卒然忧恚，而言而无音者，何道之塞？"说明失音与情绪失常密切相关。《景岳全书》对失音的病因认识为："五脏之病皆能为喑，……惊恐愤郁猝然致喑者，肝之病也。足厥阴肝经循喉咙之后，上入颃颡，故失音可从肝论治。该患者失音起于情志郁怒，伴有脾虚的症状，故主以养血柔肝针法治其本，所加取之穴治在标。哑门为督脉与阳维脉之交会穴，其脉入脑系舌本，为回阳九针之一，功善利咽开音，是治疗喑哑失语之主穴、要穴。廉泉位于喉舌之间，性善通利，刺之能清利咽喉，通利舌络。二穴常为治疗失音的常用组合。通里为心经络穴，刺之可通心神而安神。诸穴同用，共奏养血柔肝、利咽开音之功。

## 第七节　调神止痛针法

调神止痛针法是笔者在《黄帝内经》中疼痛与心神相关论述的启发下创立的，通过调神导气以治疗疼痛的一种针刺方法。该法临床用于治疗各种痛证，疗效确切。

☞ **立法依据**

现代医学认为疼痛是人体心理活动的反应，是人体的主观感觉，而中医认为一切感觉都是心感受刺激传导后发生的反应。《灵枢·本神》记载"所以任物者谓之心"，所以疼痛也是心感受病机反应传导至心的感觉。《素问·至真要大论》记载："诸痛痒疮，皆属于心""心燥则痛甚，心寂则痛微""痛则神归之"。抑制疼痛反应，需要心对病理变化——气血运行障碍有所感受，所以，阻断和转移心神对疼痛性病理变化的感知，使得疼痛消失，也是针刺治痛的机制之一。也就是说，疼痛是神的生理病理表现，疼痛虽因气血运行涩滞以致脉络闭阻不通而致，但气血的运行赖乎心神的调节。若神机失用，则神不导气，气滞则血瘀，痛证作矣。因此治疗痛证当先调神，令气易行，以意通经，使气机条达，血脉调和，通则不痛。临床常以水沟、内关及耳穴神门作为治疗各种痛证的基本方，重在调神，以神导气，疏理气机，使气行痛止，并根据疼痛的性质和部位，辨证取穴辅以循经取穴，以调神为主为先，以通经为辅为用，共奏调神导气、住痛移疼之效。

☞ **取穴与操作**

（1）取穴。水沟、内关、耳穴神门，加辨证取穴和循经取穴。

（2）操作。进针深浅以得气为度，水沟、内关施以徐疾提插泻法，耳穴神门施以平补平泻法。

调神止痛针法

☞ **针方思路**

水沟为督脉和手足阳明经之会，性善交通天地之气、启闭开窍，为急救要穴、十三鬼穴之一，功善开窍醒神，尤善于缓解急性疼痛。内关为心包经经别络于三焦经之络穴，与冲脉合于胃心胸，通阴维脉而主一身之阴络，内关五脏，联络涉及范围甚广，上可宽胸理气、宁心安神，中可和胃降逆，下可理气活血，外可疏通经络，是治疗脏腑经络气机失调所致诸疾之常用穴，尤长于治疗胃心胸气机失调诸疾和邪犯心包之神志病变，为调神行气止痛之要穴。耳穴神门具有镇静安神的作用，可治各种原因引起的疼痛，为止痛要穴。三穴合用，共奏调神导气、住痛移疼之效，为治疗痛证之基础方。

☞ **随证加减**

1. 辨证取穴

气滞胀痛者，针支沟、阳陵泉、太冲。瘀血刺痛者，针膈俞、血海、地机或刺络放血。实热切痛者，针大椎、曲池、合谷或刺络放血。风寒掣痛者，针灸风市、风门、风池或拔以火罐。湿浊重痛者，针阴陵泉、丰隆。虚寒隐痛和绵绵作痛者，针灸中脘、关元、足三里。精血不足痛者，针太溪、三阴交、足三里。筋伤者，针阳陵泉。骨伤者，针大杼。脏病取俞，腑病取募等。

2. 循经取穴

循经取穴是根据疼痛症状的病位，按其经脉所过、主治所及来选穴配方，此法多用以治标。

（1）头面部疼痛。巅顶痛，取百会、太冲；兼沉闷痛喜按者，加蠡沟；兼剧痛拒按者，加涌泉。前额痛，取攒竹、头维、合谷；兼外感者，加风池；兼眼胀者，加太阳；兼鼻疾者，加上星、迎香。侧头痛，取风池、丘墟。后头痛，取风府、昆仑、后溪。眉棱骨痛，取攒竹、丝竹空。头风，取至阴。目赤肿痛者，取睛明、太阳、太冲。睑腺炎者，取臂臑。牙痛之上牙痛，取下关、内庭；门齿痛者，加水沟；犬齿痛者，加巨髎。下牙痛，取颊车、合谷；门齿痛者，加承浆；犬齿痛者，加大迎。齿龈肿胀者，加风池、曲池。齿龈松动者，加太溪、太冲。三叉神经第一支痛者，取至阴、丝竹空、听宫；第二支痛者，取内庭、下关、听宫；第三支痛者，取合谷、颊车、听宫。

（2）颈部疼痛。急性咽喉痛者，取少商（点刺放血）、商阳（点刺放血）、大椎、合谷；慢性咽喉痛者，取天突、太溪、照海。颈项强痛，不能向左回顾者取右侧风池，不能向右回顾者取左侧风池。头左右歪斜，不能挺直，向左侧歪斜者取右侧列缺，向右侧歪斜者取左侧列缺。头向左下倾斜者，取右侧金门；头向右下倾斜者，取左侧金门。头不能向前俯者，取风府、悬钟；头不能向后仰者，取水沟、落枕穴。

（3）上肢疼痛。急性肩部肿痛者，取肩髃（点刺放血）、肩髎（点刺放血）、肩贞（点刺放血）、阳陵泉。慢性肩痛者，取天宗、臂臑、阳陵泉。肩凝证者，取肩髃、肩髎、肩贞、条口透承山；肩不能上举者，加肩髃；肩不能外旋者，加中泉（腕背横纹处，指总伸肌腱桡侧凹陷处）；肩不能外展者，加巨骨；肩不能平抬者，加极泉；肩不能后背者，加肩内俞；肩不能内旋者，加大陵。肘关节疼痛者，取曲池、健侧对应点；不能屈肘者，加尺泽；不能伸直者，加天井；不能用力者，加肘尖；肘臂不能上抬者，加孔最。腕关节疼痛者，取外关、健侧对应点；手腕平放不能下垂者，加中泉；手腕平放不能仰掌者，加大陵；手腕竖放不能下垂者，加阳溪；手腕竖放不能上抬者，加阳谷。

（4）胸胁疼痛。胸胁胀痛者，取太冲、阳陵泉、支沟；血瘀者，加章门；肋软骨炎，加健侧对应点。心绞痛者，取至阳、内关、大陵。乳房胀痛者，取乳根、肩井、内关、梁丘。胆绞痛者，取胆囊穴、阳陵泉。胆道蛔虫痛者，取迎香透四白。

（5）腹部疼痛。腹痛之上腹痛者，取中脘、内关、足三里。侧腹痛者，取阳陵泉、曲泉、太冲。下腹痛者，取关元、中极、三阴交、太冲。绕脐痛者，取百虫窝。脐中痛者，取公孙。实证痛经者，取中极、次髎、地机、中都。虚证痛经者，取关元、脾俞、命门、足三里。

（6）腰脊疼痛。急性脊柱痛者，取水沟、风府。急性腰痛者，取腰痛点、扭伤穴（手三里周围寻压痛点）、委中。慢性腰痛者，取肾俞、大肠俞、委中、昆仑。

（7）下肢疼痛。坐骨神经痛，太阳经痛者，取肾俞、大肠俞、殷门、委中、承山、昆仑；少阳经痛者，取耳穴神门、风池、环跳、阳陵泉。胯关节疼痛者，取环跳；盘腿不能向外转胯者，加地机、昆仑；盘腿不能向内转胯者，加阳陵泉、太溪。膝关节疼痛者，取内外膝眼、阴陵泉、阳陵泉、足三里。上楼足未落地痛甚者，加鹤顶；上楼足落地痛甚者，加承山；下楼足未落地痛甚者，加委中；下楼足落地痛甚者，加足三里。盘腿痛甚者，取健侧太溪、患侧昆仑。膝关节鼠者，取同侧手三里。踝关节疼痛者，取健侧对应点。足不能内收者，加丘墟；足不能外展者，加商丘；足不能下垂者，加解溪；足不能上抬者，加昆仑、太溪。足跟痛者，取大陵（针尖随疼痛放射方向变化）。

### ☞ 主治范围

本针法常用于治疗各种痛证。

### ☞ 注意事项

（1）临床应用本法治疗痛证时，常采用辨证取穴配以分证循经取穴的方法。辨证取穴需根据疼痛的病因、病性等来选穴配方。

（2）由于水沟穴刺激量较大，故操作时需根据患者的耐受程度来施行手法，以免造成患者不适或晕针。一般急性发作性痛证和腰脊柱正中痛必取之，其他慢性痛证或疼痛程度不剧烈者，可以不取水沟。

### ☞ 病案举例

#### 病案1：痛痹

张某，男，59岁，诉左腿外侧疼痛10天。患者10天前因持重物后出现左腿外侧疼痛，当时未予治疗，现因疼痛较前加重而来诊。现患者左腿外侧放射性疼痛，蹲起受限，纳可，寐欠安，二便调，舌暗，苔薄，脉弦。查腰椎X线示：腰椎骨质退行性改变。直腿抬高试验阳性，"4"字试验阳性。中医诊断：行痹（气滞血瘀证）。西医诊断：继发性坐骨神经痛。

**辨治思路：**人年近花甲，肝肾亏虚，筋脉虚弱，若外力不当，易损伤筋脉。该患者因持重物损伤腰部筋脉，气滞血瘀，不通则痛。腿前侧属阳明经，后侧属太阳经，外侧属少阳经。综观症、舌、脉，证属气滞血瘀，法当调神导气、活血止痛，治以调神止痛针法。针刺取穴：内关、耳神门、风池、环跳、阳陵泉、飞扬、昆仑、太冲。操作：所选穴位常规消毒，针刺深度以得气为度，调神止痛针法操作同上。诸穴均施以提插捻转泻法，留针30分钟，每日1次。针刺5次后，患者疼痛消失。

**精彩点评**：余认为导致痛证发生的原因不外虚实两端，虚为"不荣则痛"，实为"不通则痛"。"不通则痛"病机变化主要有气机阻滞、寒邪凝滞、热邪壅遏、湿邪阻遏、湿热蕴蒸。"不荣则痛"病机变化主要有阳气虚弱而脉络失煦，阴血亏虚而脉络失濡。本例患者气滞血瘀，少阳经脉不通。针刺内关、耳神门调神止痛；加取风池疏通足少阳经经气而活络；环跳为足少阳经与足太阳经之交会穴，善于疏通二经之经气，有通经活络之功、止痛强筋之效；阳陵泉为八会穴之筋会，位于筋气聚会之处，是治疗筋病之要穴；飞扬为足太阳膀胱经之络穴，联络着足少阴及阴跷、阳跷二脉，为足下肢发力之源，刺之能疏通四经之经气，舒筋活络，使人健步如飞；昆仑为足太阳膀胱经经气所行之经穴，性善疏通，为治疗膀胱经循行通路上经气郁滞所致诸疾之要穴，化瘀之力较强；太冲为足厥阴肝经之原穴，其性下降，善于疏浚开导，理气调血。故以调神止痛针法，调神令气易行，治在机；循经取穴，疏通经络，治在体。诸穴合用，共奏调神行气、活血止痛之效。

## 病案2：落枕

赵某，男，32岁，诉右侧颈项疼痛僵硬2小时。患者因受风寒致晨起时自觉颈项强痛，活动受限而来诊。现患者右侧颈项强痛，肌肉压痛，不能左右回顾后仰，并且疼痛向右侧肩背部放射，恶风，纳可，寐安，二便调，舌淡红，苔薄白，脉弦。中医诊断：落枕（风寒痹阻证）。西医诊断：颈椎病（颈型）。

**辨治思路**：《素问·调经论》曰："血气者，喜温而恶寒。"项背部为风邪易袭之处。患者猝然感受风寒，客于经脉，痹阻不通，故颈项强痛，且疼痛向肩背部放射。综观症、舌、脉，证属风寒痹阻，法当疏风散寒、通经止痛，治以调神止痛针法。针刺取穴：水沟、内关、风池、后溪、天宗、落枕穴。操作：所选穴位常规消毒，针刺深度以得气为度，均施以呼吸补泻之泻法，留针20分钟。针刺后，患者顿觉疼痛明显减轻，可左右回顾。继前治疗1次后，颈项部疼痛基本消失，活动自如而告愈。

**精彩点评**：落枕多因睡卧姿势不当，或风寒之邪客于经脉，痹阻不通，筋脉拘急而致。取水沟、内关调神导气为主为先；取风池疏散风邪治其因；取后溪通督兴阳、温通经脉，不仅能舒解督脉之挛急，而且善于宣通手太阳经经气，祛风散寒；天宗为治肩臂酸痛麻木之经验效穴，为治颈椎病必取之穴；落枕穴善治头不能向后仰，乃经验取穴。诸穴合用，共奏疏散风寒、通经止痛之功。

## 病案3：面痛

李某，女，40岁，诉左颜面疼痛2月余。患者2个月前因锻炼致大汗淋漓后即入空调房间避暑纳凉，继而左侧前额及目锐眦部短暂电击样剧痛，曾就诊于附近医院，诊断为三叉神经痛，予卡马西平以控制病情，疼痛缓解，但病情反复发作，痛不欲生，为求进一步治疗而来诊。现患者左侧前额及目锐眦部短暂电击样剧痛，时因洗脸触碰面颊部而发，纳尚可，寐欠安，夜间常因剧痛而惊醒，后再难入眠，二便调，舌淡，苔薄白，脉弦紧。中医诊断：面痛（寒邪凝滞证）。西医诊断：三叉神经痛（第1支）。

**辨治思路**：患者因受寒而触发，寒性收引、凝滞，猝然客于肌腠，小络引急，经气不利，故疼痛骤然发作。综观症、舌、脉，证属寒邪凝滞，法当祛风散寒、通络止痛，治以调神止痛针法。针刺取穴：水沟、内关、至阴、丝竹空、听宫、合谷。操作：所选穴位常规消毒，针刺深度以得气为度，诸穴均施以呼吸补泻之泻法，留针30分钟，每日1次。针刺1次后，患者自觉疼痛明显减轻。针刺1个月后，可正常生活，偶有因触及颜面而发作；针刺2个月后痊愈。

**精彩点评**：该患者之面痛乃由风寒侵袭经脉，经气不利所致。依据患者疼痛部位，应属于三叉神经之眼支疼痛及上颌支疼痛。笔者临床常选用丝竹空、至阴、听宫治疗眼支疼痛。听宫为手太阳经结之所在、手足少阳经脉之所过、三经之交会穴，刺一穴而通三经，面部经络之气皆可调，其近三叉神经之源，故取之以止面痛；丝竹空居于眉梢外凹陷中，位于三叉神经眼支附近，近端取穴，疏通经络；至阴为足太阳经脉气所出之井穴，亦为足太阳经气根之所在，初运升发，其性轻扬，功善宣散，足太阳经脉从头循行至足，所谓"病在头者，取之足"，故可针刺而治之；合谷为手阳明大肠经之原穴，其性升而能散，上通头面诸窍，疏风散邪。诸穴合用，共奏调神止痛、疏风通络之功。

### 病案 4：蛇串疮

赵某，女，52 岁，诉左胁肋及背部簇集样红色疱疹伴疼痛 1 月余。患者 1 个月前无明显诱因地出现左胁肋及背部针刺样、走窜性疼痛，疼痛部位伴有簇集样红色疱疹，于某社区医院诊断为带状疱疹，并予阿昔洛韦口服及外敷，经治疱疹已愈，但疱疹处遗有疼痛，为求进一步治疗而来诊。患者左胁肋及背部发疱疹部位可见结痂、脱痂之斑，无红肿，伴针刺样、走窜性灼热疼痛，夜间尤甚，口苦，平素急躁易怒，纳可，寐安，二便调，舌暗红，苔黄微腻，脉弦数。中医诊断：蛇串疮（肝胆湿热证）。西医诊断：带状疱疹后遗神经痛。

**辨治思路**：该患者带状疱疹虽已愈，但余邪未尽，经脉未通，热毒结聚而灼伤经络，气滞血阻，故灼热疼痛。余毒深伏血脉，而血属阴，夜亦属阴，故夜间尤甚。综观症、舌、脉，证属肝胆湿热，法当清热泻火、通络止痛，治以调神止痛针法。针刺取穴：水沟、内关、耳神门、支沟、阳陵泉、丰隆、三阴交、太冲。操作：诸穴均施以呼吸补泻之泻法，留针 30 分钟，每日 1 次。针刺后，疼痛立止，起针后 2 小时疼痛复起，但痛势较前减轻。治疗 2 次后，仅遗留夜间疼痛；治疗 4 次后，稍有痛痒，灼热感消失；治疗 6 次后，诸症尽除。

**精彩点评**：带状疱疹后遗神经痛是带状疱疹常见之顽固后遗症，乃余邪深伏血中，搏结不去之疾。治疗除调神止痛之外，一定勿忘消除血中之余邪。《诸病源候论》言带状疱疹发病病机为："甑带疮者，绕腰生。此亦风湿搏血气所生，状如甑带。"此病乃湿热瘀血痹阻肝胆之经所致，法当清理肝胆、调肝理气。故先刺内关、水沟以调神止痛；复取太冲、阳陵泉、支沟以疏肝调肝，行气通络止痛；丰隆清热祛痰；三阴交养血活血，亦能祛湿。诸穴合用，标本同治，络通病止而告愈。